D1731169

Antje und Helmut G. Hofmann

Naturkosmetik mit Edelsteinen

Cremes, Lotionen und Öle
Rezepte und Anwendungen

Hugendubel

Die Edelsteinfotos auf den Seiten 25–28 wurden von Peter Kapfhammer aufgenommen.

CIP-Titelaufnahme der Deutschen Bibliothek
Hofmann, Antje:
Naturkosmetik mit Edelsteinen : Cremes, Lotionen, Öle ;
Rezepte und Anwendungen / Antje u. Helmut G. Hofmann. –
München : Hugendubel, 1989
  (Irisiana)
  ISBN 3-88034-444-2
NE: Hofmann, Helmut G.:

Umschlaggestaltung: Dieter Zembsch, München
Produktion: Tillmann Roeder, München
Satz: Hesz Satz Repro GmbH, Augsburg
Druck und Bindung: Wiener Verlag, Himberg

ISBN 3-88034-444-2

Printed in Austria

Inhalt

Vorwort

Ohne einer bestimmten Berufsgruppe zu dienen, möchten wir mit diesem Buch unsere Erfahrungen mit den Edelsteinen bei Anwendungen, beim täglichen Gebrauch und auch zur Herstellung wertvoller hautpflegender Produkte allen Interessierten zugänglich machen.

Seit 25 Jahren selbständig, habe ich mich eingehend mit Allergien, Hautproblemen und Regeneration beschäftigt. Dabei war ich immer bemüht, den ganzen Menschen zu erfassen, um helfen zu können. Durch unsere Arbeit mit den Edelsteinen taten sich neue Möglichkeiten auf, die jedermann zugänglich gemacht werden sollen.

Daher gilt ein ausführlicher Teil in diesem Buch der genauen Beschreibung verschiedener Hauttypen und ihren Problemen sowie der Anleitung zur Herstellung wirksamer Naturcremes, Lotionen und Wässer in Verbindung mit den Energien der entsprechenden Edelsteine.

So ist es z. B. möglich, eine Problemhaut zu beruhigen, Schäden zu lindern, strapazierter Haut zu neuer Vitalität zu verhelfen und Allergien abzubauen. Gleichzeitig erreichen Sie durch die harmonisierende Schwingung der Edelsteine eine neue Einstellung zu sich selbst. Sie werden Ihren Schmuck mit anderen Augen betrachten und lieben lernen, dabei werden die materiellen Gesichtspunkte in den Hintergrund treten.

Zur besseren Anschaulichkeit werden Erfahrungsberichte verschiedener Menschen mit Edelsteinen im Alltag, in unseren Seminaren und bei Behandlungen wiedergegeben.

Die Freude an unserer gemeinsamen Arbeit soll sich Ihnen wiederspiegeln.

Antje Hofmann

Einführung

Edelsteine und Kristalle in ihrer vielfältigen Wirkung durch Farbe und Zusammensetzung lassen sich ideal in unseren Alltag integrieren. Innerlich, äußerlich und in unsere Umgebung. Kristalle sind Energieumwandler, die unsere Energien aufnehmen und sie harmonisiert und gebündelt an uns zurückgeben. Dadurch können sie uns in vieler Hinsicht behilflich sein. Körper, Geist und Seele werden neu belebt. Die harmonisierende Ausstrahlung der Edelsteine wirkt anregend oder beruhigend, je nach Einsatz der einzelnen Steine.

Im Laufe des letzten Jahrzehnts haben z. B. Allergien enorm zugenommen. Streß ist an der Tagesordnung. Auf der anderen Seite steigt das Interesse an alternativen Methoden, um wieder zu sich und zur Natur zu finden.

In diesem Buch werden Vorschläge zur Verbesserung Ihrer Lebensqualität gemacht, die Sie leicht in die Praxis umsetzen können.

Manchmal werden Informationen wiederholt, damit die einzelnen Kapitel übersichtlicher werden. Dadurch ist das Buch auch als Nachschlagewerk gut geeignet.

In den Anwendungsvorschlägen und für die Herstellung von Pflegemitteln werden die Edelsteine nicht zerkleinert. Die Wirkung der Steine wird über längere Zeit bewahrt, indem man mit ihren Schwingungen und Potenzen arbeitet. Verändert sich das Äußere der Steine, werden sie durch neue ersetzt. Die ausgedienten Steine werden aufbewahrt oder der Erde zurückgegeben.

Teil I

Edelsteine für Gesichts- und Körperpflege

Finden Sie Ihren Hauttyp

Um Ihrem Hauttyp genauer auf die Spur zu kommen, sollten Sie sich zunächst der entsprechenden Statur zuordnen. Wozu gehören Sie: *Schlank – Sportlich – Vollschlank?*

Schlank: Die Haut dieser Menschen zeigt sich meistens dünn, trocken, leicht pergamentartig. Sie hat die Tendenz, früh kleine Fältchen zu entwickeln. Sie neigt zu Überempfindlichkeit und Reizung. Sie ist sonnenempfindlich und bräunt schlecht. Bei Unreinheiten zeigen sich besonders trockene und schuppige Stellen.

Sportlich: Die Haut ist fest, kräftig, dicker und neigt zu großen Poren. Sie bräunt schnell und hält die Farbe. Viele dieses Hauttyps haben fettere Haut.

Vollschlank: Die Haut hält sich jung, sie ist feinporig, weich, glatt und gut durchblutet. Manchmal treten erweiterte Äderchen an den Wangen auf.

Der größte Prozentsatz der Hauttypen stimmt mit den Staturtypen überein. Natürlich gibt es auch Mischtypen und Veränderungen durch Krankheiten.

Die Farbe der Haut

Normalerweise reichen die Schattierungen einer gesunden Haut von hellem Rosa bis zu kräftigem Hellbraun. Sie ist gut durchblutet, der Organismus ist gesund. Gesunder Körper – gesunde Haut.

Blasse, fahle, gelbliche Haut zeigt Störungen im Organismus. Dabei kann es sich um chronische Mangelzustände handeln oder um eine schädigende Belastung der Leber, der Galle oder der Nieren.

Braun-fleckige Haut hat ihre Ursache meistens in Stoffwechselschlacken, die über die Haut nach außen gebracht werden. Diese Erscheinung kann aber auch durch die Umstellung der Körperfunktion bei Schwangerschaft entstehen. Braune Ringe unter den Augen zeugen meistens von verminderter Nierenfunktion.

Das Hautbild kann sich natürlich durch Klima, Beruf, Krankheit oder Arzneimittel verändern, aber auch die Ernährung ist von großer Bedeutung. Ärger, Streß, Unzufriedenheit und Depressionen können Überempfindlichkeit hervorrufen.

Zu den typischen Merkmalen der einzelnen Hauttypen sei noch gesagt, daß fast alle Menschen Mischtypen sind mit der Haupttendenz zu einer der folgenden Beschreibungen:

Hauttypen

Die normale Haut ist eine gesunde, glatte Haut. Sie zeichnet sich durch Feinporigkeit und gute Durchblutung aus. Das Hautbild ist gleichmäßig, ohne Äderchen, Mitesser, trockene oder fette Partien. Die normale Haut wird im Laufe der Jahre meist trockener und benötigt dann mehr Feuchtigkeit und Fett.

Trockene Haut macht sich oft schon in jungen Jahren bemerkbar. Sie ist leicht gereizt. Witterungsempfindlichkeit verbindet sich mit geröteten, leicht entzündeten Wangen. Die Äderchen dieser Partien erweitern sich. Durch starke Umweltreize und unvollständige Ernährung zeigen heute immer mehr Menschen diese Merkmale.

Wegen zu geringer Fettproduktion kann sich eine trockene Haut nicht selbst schützen. Man muß ständig mit einer Pflege von Fett und Feuchtigkeit nachhelfen. Für diesen Hauttyp sind Tagescremes ohne genügenden Fettanteil nicht geeignet. Empfehlenswert ist eine reichhaltige 24-Stunden-Creme. Eine trockene

Haut sollte niemals ungeschützt der Witterung ausgesetzt werden.

Fette Haut entsteht durch die Überfunktion der Talgdrüsen. Sie zeigt meist große, verstopfte Poren und wirkt durch ihre Dicke und die schlechte Durchblutung blaß. Diese Haut neigt zu Pickeln und Schuppen und trotz ihrer Dicke zu Überempfindlichkeit. Die Überproduktion der Talgdrüsen hat verschiedene Ursachen. Sie kann durch vorübergehende oder anhaltende Fehlfunktion der Geschlechtsdrüsen hervorgerufen werden. Ebenso können Störungen in der Schilddrüse oder in der Hirnanhangdrüse dafür verantwortlich sein. Verdauungsstörungen durch falsche Ernährung oder Luftverschmutzung und auch seelische Belastungen können zu einer erhöhten Talgproduktion führen.

Die wichtigste Rolle bei diesem Hauttyp spielt eine vollwertige Ernährung, die eine bessere Verdauung und Versorgung des Körpers mit sich bringt. Zur äußeren Pflege werden in den Rezepten fettere Cremes hergestellt, da sich diese Therapie bestens bewährt hat. Das Prinzip beruht darauf, Gleiches mit Gleichem zu behandeln (Fett mit Fett), um die Talgdrüsen so wenig wie möglich anzuregen.

Aknehaut entsteht meistens in der Pubertät, wenn sich der Körper entwickelt. Die Tätigkeit der Keimdrüsen (Geschlechtsdrüsen) setzt ein, und es beginnt das Zusammenspiel mit den Hormondrüsen. Nach dieser Phase klingt eine Akne dieser Art meist wieder ab. Spätestens zwischen dem 20. und 30. Lebensjahr normalisiert sich der Hautzustand.

Eine andere Akneform ist das Auftreten vor, während oder nach der Menstruation. Vorwiegend zwischen dem 15. und 30. Lebensjahr stellen sich die Schwierigkeiten ein. Sie können bis zum Klimakterium anhalten.

Wichtige Maßnahmen sind Sauberkeit, verbunden mit einer vernünftigen Ernährung, die für eine geregelte Verdauung sorgt. Ernährung und Eßgewohnheiten spielen eine große Rolle. Die Speisen sollten mit Ruhe und Genuß eingenommen werden. Man muß sich der Nahrung, die man ißt, bewußt zuwenden. Jede

Hektik bei Tisch ist zu vermeiden. Vor allem die Unsitte, problematische Tischgespräche zu führen, hindert viele Menschen am Genuß und am intensiven Kauvorgang. Gründliches Kauen ist bereits Vorverdauung. Außerdem sollte unmittelbar zum Kauvorgang nicht getrunken werden.

Bei akuter Akne empfiehlt es sich, nach jeder Reinigung ein ungefärbtes, sauberes, kleines Handtuch zu benutzten! Auf diese Weise vermeidet man die Übertragung von Entzündungen auf gesunde Hautpartien.

Sensible und übersensible Haut reagiert auf Reize stärker als eine normale Haut. Die Reize, die von Innen und Außen kommen können, sind Nervosität, Aufregung, Schreck, Angst, Streß, starke Wärme und Kälte oder ungeeignete Pflegemittel. Sensible Menschen haben meistens eine empfindliche Haut. Übersensible Hauttypen dagegen reagieren auf bestimmte Reize auch überempfindlich. Diese Reizwirkung kann durch vorgenannte Faktoren ausgelöst werden, wenn der Reizeinfluß anhält.

Streß ist ein Beispiel für dauernde Einwirkung, aber ebenso können Unverträglichkeiten bei bestimmten Nahrungsmitteln oder Medikamenten die Ursache sein. Bei übersensiblen Menschen reagiert die Haut ebenfalls übersensibel.

Zu berücksichtigen ist insgesamt, daß helle Haut auf ultraviolette Strahlen schneller reagiert als dunkle.

Die Freizeit und damit der Wunsch, durch eine gebräunte Haut gesund auszusehen, haben derart zugenommen, daß die Haut zu oft der zu intensiven Sonneneinwirkung ausgesetzt wird und empfindlich reagiert. Die Sonnenallergie ist kein Einzelfall mehr. Wer sich in der Freizeit nicht der Sonne aussetzt, hilft oft mit einer Sonnenbank nach.

Sonne gibt uns Wärme, Frohsinn und Heiterkeit. Aber ein Zuviel bewirkt das Gegenteil und ein gestörtes Hautbild.

Die Hauttypen und die ihnen entsprechenden Edelsteine

Unruhige und nervöse Haut: *Amethyst*

Dieser sanft strahlende Stein wird als Trommelstein oder als Spitze eingesetzt. Der Amethyst kann klar sein oder Einschlüsse aufweisen. Die Unterbrechungen im Stein zeigen oft wunderschöne Regenbogenfarben, die die Wirkung noch verstärken.

Eine hervorzuhebende Eigenschaft ist die entspannende und gleichzeitig aufbauende Wirkung. Ist man unruhig und überdreht, führt man eine wohltuende Gesichtsmassage mit einer Amethystspitze oder einem kleinen Amethyststein durch. Sein violettes Licht läßt uns ruhig werden. Unsere Gedanken ordnen sich und wir steigen aus dem Alltagsstreß aus.

Während man ruht oder unter einer Maske liegt, legt man auf die inneren Augenwinkel jeweils einen kleinen Trommelstein. Die Augen sollten zur besseren Entspannung geschlossen sein. Mit Amethystwasser getränkte Wattebäusche werden auf die Augen gelegt, um die Wirkung zu unterstützen. So kann man 15–20 Minuten verweilen. Dabei entspannt sich der Geist und die Gedanken klären sich. Ruhe kehrt ein.

Förderlich ist es, gleichzeitig eine Amethyst- oder Bergkristallspitze unter die Kopfauflage zu legen.

Allergische, sensible Haut: *Aquamarin*

Die Färbung dieses Edelsteins reicht von sanft meerwassergrün bis hellblau. Er eignet sich hervorragend für die allergiegeplagte Haut mit nicht voraussehbaren Reaktionen. Überempfindlichkeiten sind meist auf seelische Probleme zurückzuführen. Allerdings können bei der heutigen Luftverschmutzung äußere Einflüsse gleichermaßen verantwortlich für solche Erscheinungen sein.

Der Aquamarin wirkt hier wie ein treuer Freund. Er läßt friedvolle Schwingungen in uns anklingen und führt so auch zu einer Beruhigung der erregten Haut. Die Seele erfährt durch ihn Harmonie und da die Haut als größtes Sinnesorgan wie ein Stimmungsbarometer reagiert, wird auch sie beruhigt.

Bei der äußeren Anwendung legt man den Aquamarin auf die betroffenen Hautstellen oder auch auf die Augen, oder man verwendet ihn in der beschriebenen Weise für Cremes und Lotionen. Seine wohltuende Wirkung wird in einer besonders wirksamen Augencreme eingefangen. Sie wird entzündete, gerötete Augen beruhigen.

Man kann den Aquamarin auch zur Dauerwirkung als gefaßten Anhänger an einer kurzen Kette tragen. Dazu kann sowohl ein getrommelter als auch ein facettierter Stein verwendet werden. Zwei kleine Trommelsteine auf die Innenwinkel der geschlossenen Augen gelegt, erfrischen die Augen nach kurzer Zeit. Gleichzeitig erfahren Milz und Nieren Beruhigung (siehe Skizze Organzonen im Gesicht).

Zur Unterstützung der Leber legt man einen kleinen Stein auf die Stirn zwischen die Augenbrauen (3. Auge). Die beruhigende, sanfte Farbe dieses Steins macht reizbare und überempfindliche Menschen ausgeglichener.

Eine entsprechende Körperlotion kann zur täglichen Pflege für nervöse Haut mit Schuppenbildung und für gerötete Partien verwendet werden. Körperlotionen und Cremes reichert man mit einem Trommelstein an.

Überempfindliche Baby- und Kinderhaut kann auf die gleiche Weise behandelt werden und so die Mutter von Sorgen befreien. Der Trommelstein wird in die Babypflege gegeben. Am besten stellt man selbst nach den Anleitungen in diesem Buch ein entsprechendes Pflegemittel her.

Jede Haut: *Bergkristall*

Für Ihre kosmetische Pflege verwenden Sie den Bergkristall als einendige oder zweiendige Spitze, als Minikugel oder Trommelstein, sowohl klar als auch mit Einschlüssen.

16

Besonders gut eignen sich Kristalle, in deren Inneren ein Regenbogen aufleuchtet, der das gesamte Farbspektrum widerspiegelt. Diese Farben entsprechen denen der heute angewendeten Farbtherapie. Jede Farbe hat mit ihrer Schwingung eine intensive Wirkung auf Gemüt, Seele und die einzelnen Organe des Körpers. Da der Bergkristall heilende und ausgleichende Eigenschaften hat, ist er für kosmetische Zwecke besonders geeignet.

Kristallmassage

Die Kristallmassage erfolgt mit einer doppelendigen oder einfachen Bergkristallspitze (Skizze zur Veranschaulichung der Bergkristallmassage für das Gesicht siehe Seite 18/19.)

Reflex-Zonen im Gesicht:
Durch die Massage werden über Meridiane die einzelnen Organe angesprochen. Man massiert mit dem Bergkristall leicht die in der Skizze angegebenen Zonen. Bei den Stellen, die besonders stark zu spüren sind, verweilt man etwas länger.

Vor Beginn der Massage reinigen Sie den Kristall unter fließendem, kalten Wasser.

Zur besseren Entspannung nehmen Sie eine bequeme Haltung ein.

Bei einer kosmetischen Behandlung erfolgt die Massage nach der gründlichen Hautreinigung.

Eine solche Gesichtsmassage kann ohne große Vorbereitung zwischendurch zur Erfrischung und Belebung angewendet werden. Insbesondere berufstätige, gestreßte Menschen sollten sich dies zunutze machen.

Man läßt den Kristall mit der Spitze oder die Kugel mit der Rundung in kreisenden Bewegungen über das Gesicht gleiten. Bei den Zonen, die dabei besonders stark zu spüren sind, verweilen Sie etwas länger.

Wie auf der Skizze zu sehen ist, spiegeln sich im Gesicht die einzelnen Organe des Körpers wider. Durch die Massage in den entsprechenden Gesichtsfeldern werden die Organe angeregt und

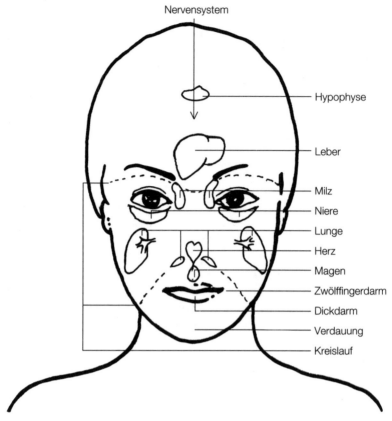

Diese Reflexzonentafel zeigt die Beziehung der inneren Organe zu den Bereichen des Gesichts. Der obere Teil des Kopfes ist mit dem Nervensystem verbunden, der mittlere Teil mit dem Blutkreislauf und der untere Teil mit der Verdauung.

ausgeglichen; das Gesicht und die Haut entspannen sich. So verbindet man Gesichtsmassage, Ganzkörperbehandlung und Organpflege.

Zum Anfang und Ende der Behandlung umkreisen Sie dreimal das Gesicht im Uhrzeigersinn mit dem Kristall. Der doppelendige Kristall hat dabei eine laserähnliche Wirkung. Bei seiner regelmäßigen Anwendung glätten sich durch die Entspannung vorhandene Falten.

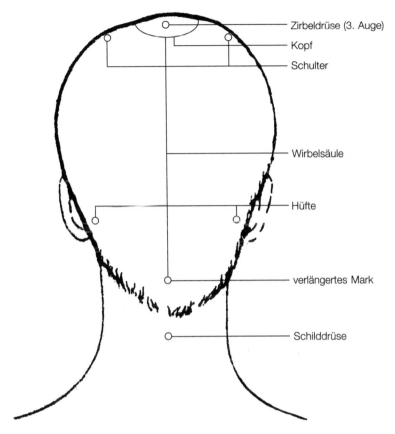

Zirbeldrüse (3. Auge)

Kopf

Schulter

Wirbelsäule

Hüfte

verlängertes Mark

Schilddrüse

Diese Reflexzonentafel zeigt den Hinterkopf und seine Beziehung zu Teilen des Körpers.

Nach der Massage kann zur Verstärkung der Wirkung noch die selbstgefertigte, energetische Wirkstoffcreme aufgetragen werden.

19

Augenfältchen und Narben: *Blutstein (Hämatit)*

Der Blutstein ist ein schwarz-silbrig glänzender Stein, der auch die rote Farbe in sich trägt. Man merkt dies beim Schleifen, wenn das Schleifwasser rot wird.

Über lange Zeit war dieser schöne Stein weitgehend in Vergessenheit geraten und taucht nun in unserer nach Alternativen suchenden Welt wieder auf. Der Blutstein vermittelt uns Erdbewußtsein und gibt uns so die Möglichkeit und den Mut, uns mit den Problemen unserer Erde auseinanderzusetzen.

Bereits Dioskurides, hochgeschätzter Arzt im griechischen Altertum, und der altrömische Arzt Galenus therapierten mit dem Blutstein Augenleiden.

Der Hämatit regt die Blutbildung an. Mit seiner erwärmenden, adstringierenden Kraft wird er in Verbindung mit einer Spezialcreme (siehe Rezept S. 41) zur Narbenglättung verwendet. Gleichzeitig kann er als Taschenstein oder Schmuck dazu dienen, den Körper zu kräftigen und nach Krankheiten die Genesung zu fördern.

Fette Haut: *Mondstein*

Der Mondstein ist ein leicht milchiger Edelstein, bläulich oder cremefarbig schimmernd. Seine Wirksamkeit soll mondabhängig und bei Voll- und Neumond am stärksten sein.

Man verwendet den Mondstein bei Störungen des Lymphflusses, wie z. B. bei besonderen Giftbelastungen des Körpers. Er hilft bei Erkältungen, Lymphproblemen nach Operationen und bei überfetter und verstopfter Haut. Ein solches Hautbild entsteht durch Stoffwechselstörungen, wobei der Lymphfluß eine wichtige Rolle spielt.

Um den vorgenannten Erscheinungsbildern entgegenzuwirken und das Hautbild zu verbessern, legen Sie den Mondstein auf die oberen Hauptabflüsse der Lymphe auf. Diese Punkte befinden sich unter den Armen, am oberen Brustmuskel oder in den sogenannten Salznäpfchen am Halsende, links und rechts der Schilddrüse. Da der Stein an diesen Stellen nicht gut haftet, befestigen

Sie ihn mit einem Seidenleukoplast. Dieses Material verhindert weitgehend Pflasterreaktionen auf der Haut.

Der Mondstein sollte Tag und Nacht aufgelegt bleiben. Wichtig ist es, den Stein nach jeder Anwendung zu reinigen. Je nachdem wieviel Kraft dem Stein entzogen wird, kann er matt und unansehnlich werden. In diesem Fall reinigen Sie den Stein, bewahren ihn auf oder vergraben ihn in der Erde und verwenden einen neuen Stein.

Zur kosmetischen Anwendung gibt man einen kleineren Trommelstein in die selbstgefertigte Creme.

Zur inneren Anwendung kann man einen Stein zeitweise in den Mund nehmen. Auf diese Weise erreichen Sie es, daß Sie sich Ihre Gedanken bewußter machen und deutlich auf die momentane Lebenssituation hinweisen.

Der Mondstein wirkt reinigend und klärend.

Junge Haut und Babypflege: *Rosenquarz*

Bereits durch seine zartrosa Farbe erinnert der Rosenquarz an junges, heranwachsendes Leben, das noch Schutz braucht. Diese Farbe ist es auch, die sich günstig auf die Thymusdrüse auswirkt. Diese Drüse befindet sich in der Mitte zwischen den Brustansätzen. Die Thymusdrüse ist für das Wachstum von großer Bedeutung. Sie ist das Zentrum der Antikörperbildung für die Infektionsabwehr.

Der Rosenquarz stimmt freudig und erzeugt Glücksgefühle. Er belebt die Phantasie und den Sinn für alles Schöne. Besonders für junge Menschen also eine günstige Beeinflussung.

In der Kosmetik wird der Rosenquarz zur Pflege der zarten Haut verwendet. Die Hautpflege in jungen Jahren zahlt sich besonders in späteren Jahren aus, wenn der Hautalterungsprozeß einsetzt.

Ein Trommelstein wird der selbsthergestellten Pflegecreme beigegeben, die Haut bleibt elastisch und zart und erhält sich über viele Jahre jugendlich.

Zur Reinigung verwendet man die Lotion I, die ebenfalls mit einem Rosenquarz aufgewertet wird.

Müde, schlaffe Haut; Regeneration einer schlecht durchbluteten Haut: *Rubin*

Da der sonst sehr kostspielige Rubin als ungeschliffener Stein oder als Trommelstein preiswert zu erwerben ist, kann man seine Eigenschaften in ein Pflegeprogramm integrieren.

Das leuchtende bis dunkle Rot des Rubins wirkt anregend auf das Gemüt. Er vertreibt Trägheit und Melancholie und fördert die Tatkraft. Angezeigt ist er für Menschen, denen es an Antriebskraft fehlt.

In der Kosmetik setzt man seine Eigenschaften für schlecht durchbluteten Teint ein, für müde, fahle Haut, wie sie z. B. nach Krankheiten auftritt. Er unterstützt die Zellregeneration und regt eine vermindert arbeitende Haut erneut an.

Er empfiehlt sich als Beigabe zur Herstellung der Creme und zur inneren Anregung bei Drüsenträgheit, sowie als Verjüngungsmittel für den gesamten Organismus.

Als Schmuck getragen wirkt der Rubin ebenfalls durch seine Eigenschaften: Er regt den Blutkreislauf an, fördert die Intuition und muntert auf. Er gibt Mut und Tapferkeit.

Aufgeregte, nervöse und hektische Menschen sollten diesen Stein meiden.

Erweiterte Äderchen, gerötete Augen: *Smaragd*

Der Smaragd mit seiner hellen bis leuchtend grünen Farbe hat starke Heilschwingungen. Seine Energien unterstützen Herz und Nieren und wirken beruhigend und heilend auf die Haut.

Dieser edle Stein wird als hochwertiger Schmuck geschätzt. Zur Pflege verwendet man einen kleinen Trommelstein. Durch die Vielfalt seiner Anwendungsmöglichkeiten eignet er sich besonders für ein ausgedehnteres Kosmetikprogramm. Man stellt eine Creme für Tag und Nacht her, ebenso ein Smaragdgesichts- und Augenwasser. Als Kompresse auf gerötete, entzündete Augen gelegt, wird eine rasche Linderung herbeigeführt. Danach trägt man eine speziell angefertigte Augencreme auf.

Smaragdwasser stellt außerdem noch für die innerliche Anwendung eine Besonderheit dar: Legen Sie einen Smaragd über Nacht in ein Glas Quell- oder Mineralwasser (ohne Kohlensäure) und trinken Sie den Inhalt schluckweise über den nächsten Tag verteilt. Auf diese Weise fördern Sie Ihre Selbstheilungskräfte, beruhigen Ihre Nerven und beugen Schlaflosigkeit vor.

Akne, Hautreinigung: *Zitrin*

Der blaß- und honiggelbe Zitrin tritt sowohl klar als auch durchscheinend mit Einschlüssen auf. Besonders schöne transparente Exemplare werden zu Schmuck verarbeitet.

Verwenden Sie den erschwinglichen Trommelstein für Ihre Anwendungen. Er aktiviert den Stoffwechsel, regt die Verdauung an und lindert Magenprobleme. Seine Wirkung ähnelt der des Mondsteins.

Akne zeigt sich durch verstopfte und entzündete Poren. Bei der Behandlung ist es wesentlich, auch das Seelenbild und die Organfunktionen zu berücksichtigen. Durch den Zitrin erhalten Körper und Seele eine intensive Unterstützung und der Selbstheilungsprozeß wird angeregt. Sonne und Freude kehren in das Gemüt ein und erfüllen es mit Licht und Klarheit. Während man ruht, legt man den Zitrin auf den Nabel oder in Herznähe auf. So hilft seine Energie, Lebenserfahrungen zu verarbeiten und Probleme in einem neuen Licht zu sehen. Er wirkt dadurch klärend auf das gesamte Wesen. Gerade diese Eigenschaften sind es, die zur Besserung einer unreinen und aknegeschädigten Haut benötigt werden.

Im Pflegeprogramm verwendet man den Zitrin in der Creme, der Reinigungslotion und im Gesichtswasser. Es versteht sich, daß nur eine regelmäßige Anwendung zum Erfolg führt.

Grundausstattung zur Herstellung von Pflegeprodukten

Eine kleine Waage mit Grammeinteilung,
ein Thermometer bis 100 Grad Celsius,
ein Flüssigkeitsmaß mit ml-Skala ab 1 ml,
ein Wasserbadtopf, innen Edelstahl, Glas oder Porzellan mit 1 bis 1,5 l Fassungsvermögen oder
ein hoher Jenaer Topf, den man bequem in ein Wasserbad stellen kann,
ein kleinerer Topf zur Warmwasserbereitung,
ein elektrischer Handrührer oder für ein vorhandenes Gerät zwei neue Quirlstäbe und
ein Gummischaber, um die fertige Creme in die Töpfe umzufüllen.

Zutaten und Tips

In Apotheken oder auf Pflegeprodukte spezialisierten Läden sind alle Zutaten erhältlich. Falls etwas nicht vorrätig ist, kann es bestellt werden.

Für die Cremeherstellung sollten Sie nur kleinere Mengen kaufen, um die Zutaten so frisch wie möglich zu verarbeiten. Die Rezepte sind so gehalten, daß der Vorrat in vier bis sechs Wochen aufgebraucht ist. Größere Mengen sollten nur hergestellt werden, wenn Sie Creme abgeben. Da keine Konservierungsmittel verwendet werden, benutzen Sie Ihre Pflegemittel bitte täglich, damit Sie vor der Verfallzeit aufgebraucht werden.

Jojobaöl und Erdnußöl machen die Produkte zwar haltbarer, werden aber nicht nur aus diesem Grund verwendet.

Kochtöpfe, Rührer und sonstige Gerätschaften, sowie auch die Gefäße zur Aufbewahrung werden vor dem Gebrauch mit 96%igem Alkohol ausgerieben.

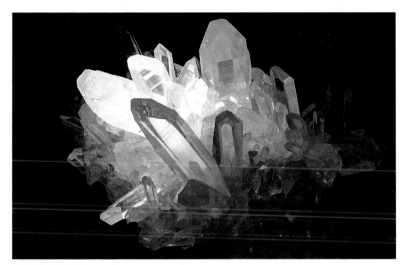

Bergkristallgruppe

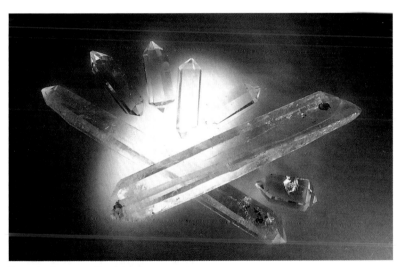

Doppelspitzen aus Bergkristall

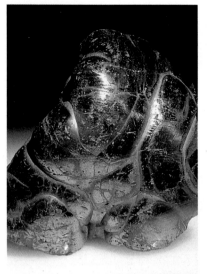

Hämatit

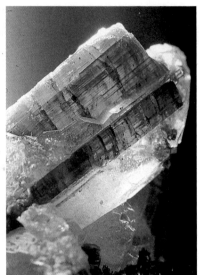

Turmalin

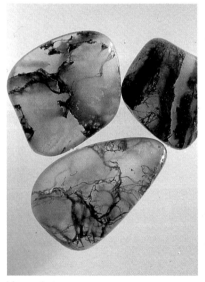

Moosachat

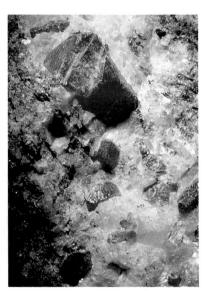

Rubin

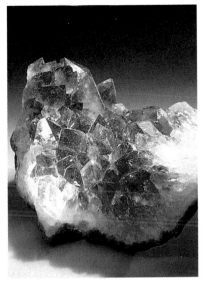

Amethyst

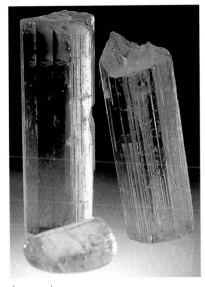

Aquamarin

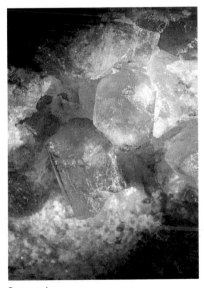

Smaragd

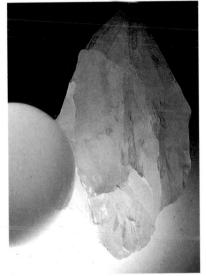

Rosenquarz

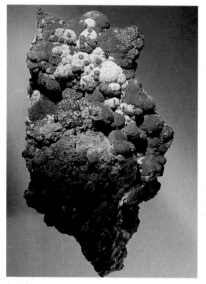

Azurit

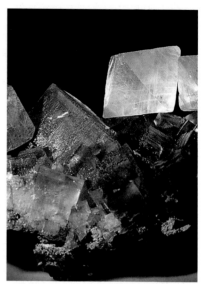

Fluorit

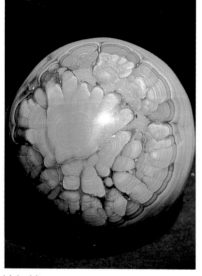

Malachit

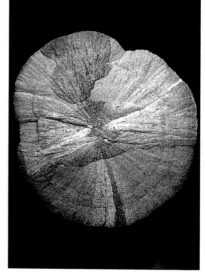

Pyrit

Die abgefüllten Cremes und Lotionen bleiben mehrere Stunden zur Abkühlung offen stehen. Man deckt Gaze darüber oder ein sauberes Küchenhandtuch.

Geronnene Creme nochmals gut erwärmen und erneut bis zum Erkalten rühren.

Verwendet man einen Wasserbadtopf zur Cremeherstellung, so muß das gut erwärmte Öl zur Weiterverarbeitung mit dem Handrührer in ein höheres Gefäß umgefüllt werden. Der Wasserbadtopf hält das Öl sonst zu lange warm und verlängert so den Emulgationsprozeß.

Hübsch verpackt, vielleicht indem man ein Spitzenhäubchen darüberstülpt, ist eine selbsthergestellte Creme ein besonderes Geschenk.

Beschreibung der Zutaten

Öle

Aloeöl wird in jüngster Zeit verstärkt in der Kosmetik eingesetzt. Man verwendet Aloeöl erster Qualität, da es sonst einen unangenehmen Eigengeruch hat.

Aloeöl erhält die Feuchtigkeit der Haut, gibt Spannkraft, lindert Hautröte und Sonnenbrände.

Frische Aloe ist fettfrei und läßt sich zu Gel verarbeiten, das ohne Konservierer schnell verbraucht werden sollte.

In Cremes verarbeitet ist Aloeöl gut verträglich und unterstützt die Regeneration der Haut.

Avocadoöl enthält die Vitamine A, B, D, E, H, K und ist reich an Lecithin, Phytostimulinen und Chlorophyll.

Avocadoöl wird schwer ranzig, hat vorzügliche pflegende Eigenschaften und ruft selten allergische Reaktionen hervor.

Zur Herstellung von Babypflegemitteln ist es wegen seiner heilenden Wirkung bestens geeignet. Es dringt leicht ein und hat einen sanften Lichtschutzeffekt.

Carotinöl ist ein stark färbendes Öl. Man verwendet es in geringem Maße zum Anreichern von Cremes. Dadurch werden sie je nach Menge zart- bis kräftiggelb.

Carotinöl sollte man in eine Pipetten-Flasche füllen oder in der Apotheke so abgefüllt kaufen, da dieses Öl meist nur tropfenweise verwendet wird.

Erdnußöl ist ein lang haltbares Öl und ist reich an Vitamin E und F (Linolsäure). Reines Erdnußöl eignet sich zur Massage bei verminderter Vitalität, Erschöpfung, Drüsenstörungen, Rheuma und Arthritis. Fast in allen Rezepten ist dieses Öl integriert.

Jojobaöl ist eines der wertvollsten Pflanzenöle und gehört eigentlich zu den Wachsen; reich an Hautschutzvitamin F ist es besonders hautfreundlich. In vielen Rezepten wird es als Zutat angegeben. Ein verhältnismäßig teueres Öl, das sich aber letztlich durch seine guten Eigenschaften lohnt.

Kampferöl hat eine stark antiseptische Wirkung. Es fördert die Durchblutung, stillt Juckreiz und ist entzündungshemmend. In den folgenden Vorschlägen für die eigene Herstellung wird es als Zusatz für Heilsalbe, Lotion und Massageöl empfohlen.

Lavendelöl hat eine antiseptische, beruhigende Wirkung und einen angenehmen Duft. Der Zusatz dieses Öles ist für Babypflegemittel und für empfindliche Haut gut geeignet. Einreibungen mit Lavendelöl stärken das Nervensystem und lindern rheumatische Beschwerden.

Mandelöl Dieses milde, geruchlose, feine Öl ist ein Grundöl für pflegende Mandelmilch, für Reinigungsemulsionen bei empfindlicher Haut und für die Säuglingspflege.

Reisöl ist reich an Vitamin E und durch seine Hautverträglichkeit besonders für die empfindliche Haut geeignet.

Rizinusöl ist ein vorzügliches Heilöl. Eingerieben lindert es Arthritis, Muskel- und Gelenkschmerzen. Es hilft auch bei Augenentzündungen.

Sesamöl bietet einen natürlichen Schutz gegen UV-Strahlen, deren Intensität ja in jüngster Zeit alarmierend zunimmt, und wird empfindlichen Cremes beigemischt, um Zersetzung zu verhindern.

Weizenkeimöl wird aus den Keimen der Weizenkörner gewonnen. Dieses dünnflüssige Öl hat bei kühler Temperatur eine lange Lagerfähigkeit. Weizenkeimöl ist reich an Vitamin E und Carotin, der Vorstufe des Vitamins A. Es findet in Pflegeprodukten vielseitige Verwendung. Außerdem wirkt es hautglättend und ist auch bei verschiedenen Hauterkrankungen ein ausgezeichnetes Mittel.

Zinköl ist eine Mischung von Olivenöl mit Zinkoxyd. Die heilende Wirkung des Zinköls verwenden wir für eine Heilsalbe.

Ätherische Öle

Basilikumöl wirkt erfrischend, glättend und löst Verstopfungen der Haut.

Geranienöl hat eine reinigende, adstringierende und entzündungshemmende Wirkung.

Estragonöl ist durchblutungsfördernd.

Eukalyptusöl belebt die Durchblutung.

Orangenblütenöl hat eine beruhigende Wirkung.

Zitronenöl hat eine belebende Wirkung.

Extrakte und Teeaufgüsse

Arnikaextrakt, entzündungshemmend und heilend.

Basilikumtee, lindernd, erfrischend und belebend.

Lavendeltee, anregend kräftigend.

Orangenblütenwasser hat einen angenehmen Duft und ist für die empfindliche und trockene Haut anzuwenden. Dieses Heilwasser bekommen Sie entweder in Reformhäusern oder in Apotheken.

Man kann zur Energieaufladung einen Bergkristall in die Flasche geben.

Sonstige Zutaten

Bienenwachs ist ein wertvoller Zusatz für Pflegecremes. Der Anteil ist bei der Herstellung genau zu beachten, da die Schmierfähigkeit der Creme sonst leidet. Ob gebleichtes oder gelbes Wachs verwendet wird, spielt keine Rolle. Wichtig ist die Reinheit. Reines Bienenwachs duftet leicht nach Honig und wird nicht ranzig.

Zu empfehlen ist, geraspeltes Wachs zu kaufen, weil nur kleine Mengen verwendet werden und es so besser zu portionieren ist.

Kakaobutter ist ein Bestandteil der Kakaosamen. Sie ist gelb und talgartig und hat einen angenehmen Duft. Zur Cremeherstellung wird sie meistens mit *Lanolin* verarbeitet, denn beide ergänzen sich in ihren Eigenschaften.

Kakaobutter wird nicht schnell ranzig, sollte aber trotzdem kühl gelagert werden.

Tween 80 dient als Emulgator bei der Herstellung von leichten, sahnigen Cremes. Es ist als Beigabe zu den verwendeten Ölen geeignet, viel Wasser aufzunehmen.

Herstellung und Anwendung von Edelsteinwasser

Allgemeines

Man unterscheidet bei verschiedenen Wässern den Verwendungszweck: .

a) zur Weiterverarbeitung
b) zur äußerlichen Anwendung für Lotionen und Kompressen
c) zum Einnehmen.

a + b) Zur Weiterverarbeitung oder äußerlichen Anwendung stellen Sie ein nach Rezept angegebenes Wasser her.

Geben Sie den entsprechenden Stein in eine größere Menge destilliertes Wasser und lassen Sie ihn bis zum gesamten Verbrauch darin. Zur Weiterverarbeitung soll er mindestens 12 Stunden im Wasser bleiben. Wenn das Wasser aufgebraucht ist, nimmt man den Stein heraus und legt ihn zum Aufladen einige Stunden in die Sonne oder auf eine Bergkristalldruse oder -gruppe. Eine Kristallgruppe besteht aus mehreren Spitzen mit gemeinsamem Fundament. Danach kann der Stein wieder neu verwendet werden.

c) Zum Einnehmen verwendet man nur Quellwasser oder stilles Mineralwasser. Hier sind die entsprechenden Rezepte zu beachten, denn nicht jeder Stein eignet sich zur inneren Anwendung.

Amethystwasser

Herstellung für die innerliche Anwendung Ein kleiner Trommelstein wird in eine Pinzette geklemmt und in einer offenen Flamme sanft erwärmt. Man legt den erwärmten Stein in ein Glas stilles Wasser und läßt ihn zugedeckt über Nacht stehen. Dieses Wasser trinkt man schluckweise über den Tag verteilt. Zur Beruhigung der Bauchspeicheldrüse sollte das Wasser mindestens über 4 Wochen eingenommen werden.

Herstellung für die äußerliche Anwendung Man legt eine Amethystspitze oder einen Trommelstein in eine Flasche mit destilliertem Wasser und läßt es mind.12 Stunden stehen. Man wendet es für Augenkompressen und zur Herstellung der entsprechenden Creme oder Körperlotion an.

Bergkristallwasser

Der Bergkristall mit seinen universellen Eigenschaften eignet sich besonders zur Herstellung von energetischem Wasser. Ob zur inneren oder äußeren Anwendung, man kann ihn für viele Zwecke benutzen.

Der Bergkristall besteht aus Kieselsäure, die ihre Schwingungen und Eigenschaften auf das Wasser überträgt. Kieselsäure hat eine aufbauende, heilende Wirkung und sie schleußt krankmachende und fremde Stoffe aus dem Körper aus. Bei vielen Menschen, die unter Mangel an Kieselsäure leiden, sorgt das Bergkristallwasser für Abhilfe.

Herstellung für die innerliche Anwendung Eine Bergkristallspitze oder ein Trommelstein wird über Nacht in ein Glas stilles Wasser gelegt und über den nächsten Tag verteilt schluckweise getrunken. Bei Verdauungsstörungen gibt man zusätzlich frische Basilikumblätter oder -blüten in das Kristallwasser, läßt es ebenfalls über Nacht stehen und trinkt je die Hälfte vormittags und nachmittags.

Herstellung für die äußerliche Anwendung Bergkristallwasser läßt sich zur Herstellung aller Pflegeprodukte verwenden. Denn wenn man einen speziellen anderen Stein nicht zur Verfügung hat, leistet der Bergkristall durch seine Vielseitigkeit guten Ersatz.

Eine Bergkristallspitze wird in destilliertes Wasser gegeben und bleibt mind. 12 Stunden darin. Man kann die Spitze auch bis zum gesamten Verbrauch des Wassers in dem Behälter lassen.

Bergkristallwasser wirkt günstig als kalter Wickel bei Schwellungen, Verstauchungen und Blutergüssen. Dazu kann es auch mit Arnika gemischt werden.

Bei der Herstellung von Pflegepräparaten kann man das Kristallwasser als flüssigen Bestandteil verwenden. Zur Verbesserung der Leitungswasserqualität sollte man das aus dem Hahn laufende Wasser über eine größere Bergkristallspitze fließen lassen. Dabei ist der Wasserdruck zu drosseln, damit das Wasser langsam über die Spitze läuft. Das Wasser wird dadurch mit Energie angereichert und belastende Schwingungen werden eliminiert.

Smaragdwasser

Herstellung für die innerliche Anwendung Man legt einen kleinen Trommelstein in ein Glas stilles Wasser und läßt es über Nacht abgedeckt stehen. Man trinkt es schluckweise über den Tag verteilt. Zur Entfaltung der Selbstheilungskräfte, zur Nervenberuhigung und Förderung eines ruhigen Schlafes. Mindestens 4 Wochen anwenden.

Herstellung für die äußerliche Anwendung Man legt einen Trommelstein in eine Flasche destilliertes Wasser und läßt es mind. 12 Stunden stehen. Das Wasser benutzt man als Kompressen für gerötete überanstrengte Augen, als Gesichtslotion für den Hauttyp der roten Äderchen (Couperose), und zur Herstellung entsprechender Cremes.

Rezepte
für Öle, Cremes, Reinigungsöle und Lotionen

Massageöle zur Ganzkörperbehandlung

Massageöl I (anregend)

Einmal pro Woche, nach einem warmen Bad von 15 Minuten anzuwenden.

Zutaten
90 ml Erdnußöl
30 ml Olivenöl
30 ml Bergkristall-
wasser
5 g Lanolinanhydrid
3 g Wollwachs-
alkohole
1 Zitrin oder
1 Aquamarin als
Trommelstein

Herstellung Lanolinanhydrid und Wollwachsalkohole im Wasserbad schmelzen. Erdnußöl und Olivenöl dazugeben und auf ca. 60 Grad erwärmen. Vom Feuer nehmen und mit dem ebenfalls auf 60 Grad erwärmten Bergkristallwasser mittels elektrischem Handrührer verquirlen, bis das Gemisch erkaltet ist. In eine Flasche füllen.

Bei fetter Haut: einen trommelgeschliffenen Zitrin hineingeben.

Bei normaler bis empfindlicher Haut: einen trommelgeschliffenen Aquamarin hineingeben.

Die Mischung mindestens 12 Stunden stehen lassen.

Anwendung und Wirkung Vor jedem Gebrauch schütteln. Nach einem warmen Bad den ganzen Körper gut einreiben. Die Wirkung dieser Mischung regt die Zirkulation der Haut an, erhält die Körperhaut elastisch und verhindert Fleckenbildungen der Haut.

Massageöl II (reinigend, anregend)

Zutaten
10 g Kakaobutter
10 ml Bergkristall-
wasser
5 g Benzoe-
tinktur
Wir geben bei nervö-
ser Haut einen
Amethyst, bei allergi-
scher Haut einen
Aquamarin, bei unrei-
ner Haut einen
Mondstein in die
Flüssigkeit.

Herstellung Kakaobutter im Wasserbad bis 60 Grad schmelzen und in einem Töpfchen das Bergkristallwasser ebenfalls auf 60 Grad anwärmen. Vom Feuer nehmen, in die Fettschmelze mit dem Handrührgerät das Bergkristallwasser und die Benzoetinktur einrühren, bis die Masse erkaltet ist. Abfüllen in eine Flasche und zum Erkalten 12 Stunden geöffnet lassen. Nur in kleinen Mengen herstellen.

Anwendung und Wirkung Dieses Massageöl regt den Hautstoffwechsel an und fördert die Ausscheidung von Giftstoffen. Es sollte möglichst einmal pro Woche nach einem warmen Bad angewendet werden. Man fühlt sich belebt und erfrischt.

Aloe-Massageöl (zur allgemeinen Kräftigung)

Zutaten
90 ml Erdnußöl
30 ml Aloeöl
3 Tr. Orangenöl
1 Bergkristallspitze
oder Trommelstein

Herstellung Alle Zutaten in eine Flasche geben und gut schütteln. Ebenso vor jedem Gebrauch schütteln. Möglichst 12 Stunden stehen lassen.

Anwendung und Wirkung Dieses wertvolle Öl sollte nach einer Bürstenmassage einmassiert werden. Es belebt den ganzen Körper, macht die Haut geschmeidig und schützt bedingt vor UV-Strahlung.

China-Massageöl (zur Durchblutung und Kreislaufanregung)

Zutaten
30 ml Erdnußöl
30 ml Olivenöl
3 Tropfen Chinaöl
oder japanisches
Heilpflanzenöl (aus
dem Reformhaus
oder der Apotheke)
1 kleiner getrommel-
ter, möglichst trans-
parenter Granat

Herstellung Alle Zutaten in eine Flasche geben und schütteln. Ebenso jeweils vor Gebrauch schütteln. Möglichst 12 Stunden vor der Verwendung
stehen lassen.

Anwendung und Wirkung Zur Kreislaufanregung sollte diese
Mixtur durch eine Körpermassage eingerieben werden. Während
der kalten Jahreszeit eignet sich dieses Öl speziell zur Vorbeu-
gung gegen Erkältungskrankheiten.

Brust-Massageöl (Omas Rezept)

Zutaten
50 ml Olivenöl
50 ml Franzbrannt-
wein
Saft einer Zitrone
1 kleiner Granat-
Trommelstein

Herstellung Alle Zutaten in eine Flasche füllen und schütteln.

Anwendung und Wirkung Vor Gebrauch schütteln!
Täglich nach der kühlen Dusche das Öl kreisförmig und sanft
rund um die Brust einmassieren. Die Brust ist erfrischt und strafft
sich. Es ist ideal als Vorbeugungsmittel zu verwenden und in der
Schwangerschaft verhindert man damit Hautrisse. Danach sollte
man diese Behandlung fortsetzen, um die Brustwarzen unemp-
findlich zu machen. Vor dem Stillen nicht vergessen, die Brustwarzen mit neutralem Wasser oder Öl von diesem Beigeschmack
zu befreien!

Körperöl für das Baby

Zutaten
40 ml Erdnußöl
5 ml Lavendelöl
20 ml Avocadoöl
10 g Lanolinanhydrid
10 g Kakaobutter
1 Aquamarin-Trommelstein

Herstellung Lanolin und Kakaobutter werden im Wasserbad geschmolzen, die übrigen Öle hinzugegeben und nun wird alles zusammen erwärmt bis sich Öle und Fette verbunden haben. Umrühren und zusammen mit dem Aquamarin in eine Flasche geben. Die Flasche geöffnet abkühlen lassen, möglichst über Nacht.

Anwendung und Wirkung Diese zarte Ölkombination benutzt man nach dem Babybad als Ganzkörpereinreibung zur Kräftigung des Stoffwechsels. Der Aquamarin wirkt stimulierend auf das Kind und beruhigt die zarte Haut. Man nimmt es ebenfalls beim Windelwechsel zur Nachreinigung.

Wund- und Heilbalsam

Zutaten
10 ml Erdnußöl
10 ml Weizenkeimöl
5 g Lanolinanhydrid
5 g Wollwachsalkohole
10 g Zinksalbe (aus der Apotheke)
30 g Bergkristallwasser
1 trommelgeschliffener Bergkristall

Herstellung Lanolinanhydrid, Wollwachsalkohole und Zinksalbe im Wasserbad schmelzen. Erdnußöl und Weizenkeimöl hinzufügen und bis 60 Grad erwärmen. Vom Feuer nehmen, mit dem Handrührgerät das Kristallwasser einrühren, bis alles erkaltet ist.

Zusammen mit dem Bergkristall abfüllen.

Geöffnet mindestens 12 Stunden stehen lassen.

Anwendung und Wirkung Dieser Wund- und Heilbalsam ist für gerötete oder entzündete Hautpartien, für das Baby z. B. beim Windelwechseln, für die Achselhöhlen und bei kleinen Kratzwunden anzuwenden. Eine ideale Creme für die ganze Familie.

Spezialrezepte

Augenpflege

Amethyst-Petersilien-Wasser: Augenbad zur Kräftigung der Augen

Zutaten
1 Bund glatte Peter-
silie, ungespritzt
1/2 l Wasser
1 Amethysttrommel-
stein

Herstellung Petersilie gut waschen und mit kochendem Wasser überbrühen. In diesen Sud legt man den Amethyst und läßt das ganze über Nacht stehen. Den Sud absieben und den Stein wieder hineinlegen.

Anwendung und Wirkung Petersilienwasser soll eine Spezialität der Königin von Saba gewesen sein. Edelsteine hat sie allerdings nicht dafür verwendet.

Man kann das Augenbad mit einer kleinen Augenwanne aus der Apotheke anwenden, aber ein kleines Schnapsglas tut es auch. Bei roten, entzündeten Augen mehrmals täglich anwenden. Bei müden Augen als Kompresse auflegen. Dieses Augenbad erfrischt und stärkt die Augen. Entzündungen klingen ab.

Aloe-Creme: Augenfalten- und Halsstraffung

Zutaten
10 ml Aloeöl
1 ml Carotinöl
1 Teel. Honig
3 g Bienenwachs
3 g Kakaobutter
5 g Lanolinhydrid
40 ml Bergkristall-
wasser
1 kleiner Smaragd-
oder
1 kleiner Aquamarin-
Trommelstein oder
1 kleiner Hämatit oder
1 kleiner Amethyst

Herstellung Bienenwachs, Kakaobutter und Lanolin im Wasserbad bei 60 Grad schmelzen, dann die Öle hinzufügen. Vom Feuer nehmen und den Honig dazugeben. Das auf 60 Grad erwärmte Bergkristallwasser in die Fettschmelze rühren, bis die Masse fast erkaltet ist. Mit dem Edelstein in ein Töpfchen füllen und 12 Stunden geöffnet stehen lassen.

Anwendung und Wirkung Diese wirkungsvolle Creme wird sparsam auf den Hals und um die Augen getupft. Die Haut dabei nicht zerren! Aloe wirkt heilend und beruhigend und ist für jeden Hauttyp geeignet. Die Creme kühl lagern!

Smaragd-Kompressen: gerötete Augen

Das Smaragdwasser (siehe »Smaragdwasser« S. 35 f.) wendet man als Augenkompressen an, die man während jeder Ruhepause auflegt. Man fühlt sich erfrischt und die Augen beruhigen sich.

Eine Variante:

Herstellung Kochen Sie Augentrost-Tee und gießen Sie ihn ab. Nach dem Erkalten geben Sie den Smaragd hinein. Über Nacht stehen lassen. Als kühle Kompresse auf die Augen legen.

Narben und Sonnenbrand

Hämatit-Salbe: bei Narben (zur Hauterneuerung)

Zutaten
20 ml Jojobaöl
40 ml Olivenöl
15 ml Bergkristall-
  wasser
3 Tropfen Glyzerin
15 ml 10%iger Alko-
  hol
1 kleiner Hämatit

Herstellung Alle Zutaten in eine Flasche geben, schütteln und 12 Stunden geöffnet stehen lassen.

Anwendung und Wirkung Über längere Zeit einmal täglich in das Narbengewebe einmassieren. Die Narbe wird geschmeidig und es bildet sich langsam von unten her neue Haut.
Je frischer die Narbe, desto eher ist ein Erfolg zu verzeichnen.

Rizinus-Honig-Salbe: bei Narben und Sonnenbrand

Zutaten
15 ml reines Rizinusöl
15 ml Erdnußöl
5 ml Kampferöl
5 g Bienenwachs
5 g Kakaobutter
20 ml Bergkristall-
wasser
10 g Bienenhonig
1 kleiner Hämatit

Herstellung Kakaobutter und Bienenwachs im Wasserbad schmelzen, die Öle hineingeben und auf ca. 60 Grad erwärmen. Vom Feuer nehmen und den Honig dazugeben und leicht schmelzen lassen. Das auf 60 Grad erwärmte Bergkristallwasser in die Fettschmelze geben. Mit dem Handrührer bis zum Erkalten rühren.

Zuerst den Hämatit in die Vorratsdose legen, dann die Creme darüber füllen. 12 Stunden geöffnet stehen lassen.

Anwendung und Wirkung Diese Heilsalbe ist besonders wirksam zur Rückbildung von Narben, da sie das Gewebe gut durchblutet. Das Kampferöl hindert den Juckreiz. Sie wirkt heilend bei Insektenstichen, bei kleineren Sonnenbränden und Verletzungen. Die Salbe nicht an die Schleimhäute bringen!

Leber- und Altersflecke

Aloe-Creme: gegen Leber- und Altersflecke

Zutaten
5 ml Aloeöl
5 ml Avocadoöl
10 ml Rizinusöl
3 g Bienenwachs
5 g Lanolinanhydrid
3 g Kakaobutter
1 Teel. Bienenhonig
60 ml Bergkristall-
wasser
1 kleine Bergkristall-
spitze

Herstellung Bienenwachs, Kakaobutter und Lanolin im Wasserbad bis 60 Grad schmelzen, Öle dazugeben und ebenfalls erhitzen. Vom Feuer nehmen und den Bienenhonig hinzugeben. Das auf 60 Grad erwärmte Bergkristallwasser mit dem Handrührer einrühren, bis alles erkaltet ist und eine sahnige Creme entsteht. Die saubere Kristallspitze in die leere Cremedose geben und die Creme einfüllen. 12 Stunden geöffnet stehen lassen.

Anwendung und Wirkung Diese sanfte Creme hat eine heilende, beruhigende Wirkung. Sie bleicht Leber- und Altersflecken und verhindert Warzenbildung. Sie eignet sich auch zum Betupfen von Hautunreinheiten.

Rezepte für Pflegecremes

Nervöse und unruhige Haut

Aloe-Amethyst-Creme

Zutaten
3 g Kakaobutter
3 g Bienenwachs
3 g Wollwachsalkohole
5 g Lanolinanhydrid
(1/2 Teel.)
10 ml Aloeöl
10 ml Erdnußöl
10 ml Jojobaöl
3 Tropfen Carotinöl
40 ml Amethystwasser
1 kleiner Amethyst-
Trommelstein

Herstellung Kakaobutter, Bienenwachs, Wollwachsalkohole und Lanolin im Wasserbad schmelzen. Die Öle hinzufügen und alles auf mittlere Hitze (ca. 60 Grad) erwärmen.

In der Zwischenzeit in gesondertem Töpfchen das Amethystwasser auf die gleiche Temperatur bringen.

Beides vom Feuer nehmen und mit dem elektrischen Handrührer das Wasser in das Fett rühren, bis die Masse fast erkaltet ist.

In das vorbereitete, mit Alkohol ausgeriebene Töpfchen den sauberen Amethyst geben und die Creme darüber füllen.

Geöffnet einige Stunden stehen lassen.

Anwendung und Wirkung Aloe lindert und beruhigt die nervöse Haut und gibt ihr Frische und Spannkraft. Man verwendet die Creme für Tag und Nacht, um dieses Hautbild durch die konstante Anwendung zu bessern. Die Aloe-Amethyst-Creme schützt und regeneriert die Haut.

Lavendel-Amethyst-Creme

Zutaten
3 g Bienenwachs
3 g Kakaobutter
3 g Wollwachs-
  alkohole
5 g Lanolinanhydrid
  (1/2 Teel.)
20 ml Erdnußöl
10 ml Avocadoöl
5 Tropfen Lavendelöl
40 ml Amethyst-
  wasser
1 kleiner Amethyst-
  Trommelstein

Herstellung Bienenwachs, Kakaobutter, Wollwachsalkohole und Lanolin im Wasserbad schmelzen. Die Öle hinzufügen und alles auf mittlere Hitze erwärmen. Inzwischen das Amethystwasser in einem gesonderten Topf auf die gleiche Temperatur (ca. 60 Grad) bringen und beides vom Feuer nehmen. Mit dem elektrischen Handrührer das Wasser unverzüglich in das Fett rühen. Sobald die Creme durch das Rühren erkaltet ist, in das mit Alkohol ausgeriebene, vorbereitete Töpfchen den Amethyst geben und die Creme darüber füllen. Geöffnet einige Stunden stehen lassen.

Anwendung und Wirkung Lavendelcreme ist besonders für Haut geeignet, die zu hektischen, roten Flecken neigt. Das Avocadoöl hat vorzügliche Heil- und Pflegeeigenschaften und das Lavendel und der Amethyst beruhigen. Diese Creme ist ebenfalls für Tag und Nacht anzuwenden, um die Haut zu beruhigen.

Regeneration für müde, schlaffe Haut

Jojoba-Rubin-Creme

Zutaten
4 g Bienenwachs
4 g Kakaobutter
4 g Wollwachs-
alkohole
5 g Lanolinanhydrid
(1/2 Teel.)
10 ml Jojobaöl
10 ml Mandelöl
10 ml Aloeöl
4 Tropfen Melissenöl
50 ml Bergkristall-
wasser
1 kleiner Rubin, roh
oder getrommelt

Herstellung Bienenwachs, Kakaobutter, Wollwachsalkohole und Lanolin im Wasserbad schmelzen. Die Öle hinzufügen und erwärmen.

Im gesonderten Töpfchen das Bergkristallwasser auf gute Mitteltemperatur bringen. Beides vom Feuer nehmen und das Wasser in das geschmolzene Fett mit einem elektrischen Handrührer einrühren, bis die Masse erkaltet ist. In das vorbereitete, mit Alkohol desinfizierte Töpfchen den sauberen Rubin legen und die Creme darüber füllen.

Bei geöffnetem Deckel einige Stunden auskühlen lassen.

Anwendung und Wirkung Diese Kombination mit Melissenöl belebt, noch unterstützt durch den Rubin, die schlecht durchblutete Haut.
Sie ist Tag und Nacht anzuwenden.

Erdnuß-Rubin-Creme

Zutaten

4 g Bienenwachs
4 g Kakaobutter
4 g Wollwachsalkohole
5 g Lanolinanhydrid (1/2 Teel.)
20 ml Erdnußöl
10 ml Jojobaöl
5 ml Avocadoöl
1 ml Carotinöl
50 ml Bergkristallwasser
1 kleiner Rubin, natur oder getrommelt

Herstellung Bienenwachs, Kakaobutter, Wollwachsalkohole und Lanolin im Wasserbad schmelzen. Die Öle hinzufügen, bis alles gut durchwärmt ist. Inzwischen das Bergkristallwasser im gesonderten Töpfchen auf mittlere Temperatur bringen. Das Schmelzgut vom Feuer nehmen, wird ein Wasserbadtopf verwendet, in einen neutralen Glastopf umfüllen. Mit dem elektrischen Handrührer das warme Bergkristallwasser unter das Fett mischen und bis zum Erkalten rühren. In ein mit Alkohol desinfiziertes und vorbereitetes Töpfchen den sauberen Rubin geben und die Creme darüber füllen. Einige Stunden mit geöffnetem Deckel abkühlen lassen.

Anwendung und Wirkung Eine müde, schlaffe Haut wird gut auf das aktivierende Erdnußöl in Verbindung mit dem Rubin reagieren und das Jojobaöl mit seinen pflegenden Eigenschaften ergänzen.
Eine Creme für »rund um die Uhr«.

Allergische und sensible Haut

Avocado-Aquamarin-Creme

Zutaten
3 g Bienenwachs
3 g Kakaobutter
3 g Wollwachs-
  alkohole
5 g Lanolinanhydrid
  (1/2 Teel.)
10 ml Erdnußöl
10 ml Avocadoöl
10 ml Weizenkeimöl
1 ml Kampferöl
40 ml Bergkristall-
  wasser
1 kleiner Aquamarin-
  Trommelstein

Herstellung Bienenwachs, Kakaobutter, Wollwachsalkohole und Lanolin im Wasserbad schmelzen lassen. Die Öle hinzufügen und gut erwärmen (ca. 60 Grad). Im gesonderten Töpfchen das Bergkristallwasser auf gute Mitteltemperatur bringen.

Beides vom Feuer nehmen und sofort das Wasser mit einem elektrischen Handrührer in die Mischung rühren, bis die Masse erkaltet ist. In ein vorbereitetes Töpfchen den Aquamarin legen und die Creme darüber füllen. Einige Stunden in dem geöffneten Töpfchen auskühlen lassen, bevor man den Deckel aufschraubt.

Anwendung und Wirkung Der Aquamarin mit seinen ausgleichenden Eigenschaften unterstützt die übrigen wertvollen Zutaten.

Das Kampferöl beruhigt die sensible Haut bei allergischen Erscheinungen.

Jojoba-Aloe-Creme mit Aquamarin

Zutaten
4 g Bienenwachs
4 g Kakaobutter
4 g Wollwachs-
    alkohole
5 g Lanolinanhydrid
    (1/2 Teel.)
10 ml Aloeöl
10 ml Jojobaöl
15 ml Reisöl
4 Tropfen Orangenöl
50 ml Bergkristall-
    wasser
1 kleiner Aquamarin-
    Trommelstein

Herstellung Bienenwachs, Kakaobutter, Wollwachsalkohole und Lanolin im Wasserbadtopf schmelzen. Die Öle hinzugeben und ebenfalls gut erwärmen lassen. Inzwischen im gesonderten Töpfchen das Bergkristallwasser auf mittlere Temperatur bringen. Beides vom Feuer nehmen und das Wasser mit dem elektrischen Handrührer in das erwärmte Fett rühren, bis die Masse erkaltet ist. In ein vorbereitetes, mit Alkohol desinfiziertes Töpfchen den Aquamarin legen und die Creme darüber füllen und einige Stunden bei geöffnetem Deckel auskühlen lassen.

Anwendung und Wirkung Die Aquamarincreme ist vorzugsweise für die sensible Haut bei Tag und Nacht anzuwenden, wenn keine Allergien vorliegen. Sie beruhigt die sensible Haut.

Fette Haut

Arnika-Mondstein-Creme

Zutaten
3 g Bienenwachs
3 g Kakaobutter
3 g Wollwachs-
alkohole
5 g Lanolinanhydrid
(1/2 Teel.)
10 ml Weizenkeimöl
10 ml Jojobaöl
10 ml süßes Mandelöl
5 Tropfen Arnika-
Extrakt
40 ml Bergkristall-
wasser
1 kleiner Mondstein

Herstellung Bienenwachs, Kakaobutter, Wollwachsalkohole und Lanolin im Wasserbad schmelzen, dann die Öle hinzugeben und alles gut erwärmen. Inzwischen in einem kleinen Topf das Bergkristallwasser auf mittlere Temperatur bringen. Beides vom Feuer nehmen, den Arnika-Extrakt in die Fettmischung träufeln und dann mit einem elektrischen Handrührer das Bergkristallwasser in die Schmelze rühren, bis die Creme fest wird und erkaltet. In ein vorbereitetes, mit Alkohol desinfiziertes Töpfchen den sauberen Mondstein legen. Die Creme darüber füllen und bei geöffnetem Deckel einige Stunden stehen lassen.

Anwendung und Wirkung Der Mondstein unterstützt den Stoffwechsel und sorgt für einen guten Lymphfluß. In Verbindung mit den übrigen Zutaten haben wir hier eine ideale Kombination für die Pflege der fetten Haut.
Die Creme ist fettreich, aber gerade dieses Prinzip »Fett auf Fett« ist eine erfolgreiche Methode für das genannte Hautbild. Die Arnika-Mondstein-Creme ist für Tag und Nacht zu verwenden.

Mondstein-Estragon-Creme

Zutaten
3 g Bienenwachs
3 g Kakaobutter
3 g Wollwachs-
  alkohole
5 g Lanolinanhydrid
  (1/2 Teel.)
10 ml Aloeöl
20 ml Avocadoöl
3 Tropfen Estragon-
  Öl
40 ml Bergkristall-
  wasser
1 kleiner Mondstein,
  getrommelt

Herstellung Bienenwachs, Kakaobutter, Wollwachsalkohole und Lanolin im Wasserbad schmelzen, dann die Öle hinzugeben und alles gut erwärmen. Inzwischen in einem kleinen Topf das Bergkristallwasser auf mittlere Temperatur bringen. Beides vom Feuer nehmen und mit einem elektrischen Handrührer das Bergkristallwasser in die Schmelze rühren, bis die Creme fest wird und erkaltet. In ein vorbereitetes, mit Alkohol desinfiziertes Töpfchen den sauberen Mondstein legen. Die Creme darüber füllen und bei geöffnetem Deckel einige Stunden stehen lassen.

Anwendung und Wirkung Das durchblutungsfördernde Estragonöl und der lymphanregende Mondstein sind gute Partner in dieser Creme, die besonders geeignet ist für das blaße Hautbild der fetten, dicken Haut. Tag und Nacht wird diese Creme gute Dienste leisten.

Junge Haut

Rosenquarz-Creme

Zutaten

4 g Bienenwachs
4 g Kakaobutter
4 g Wollwachs-
alkohole
5 g Lanolinanhydrid
(1/2 Teel.)
20 ml Weizenkeimöl
10 ml Avocadoöl
5 ml Erdnußöl
50 ml Bergkristall-
wasser
1 kleiner Rosenquarz-
Trommelstein

Herstellung Bienenwachs, Kakaobutter, Wollwachsalkohole und Lanolin im Wasserbad schmelzen, dann die Öle hinzugeben und alles gut erwärmen. Inzwischen in einem kleinen Topf das Bergkristallwasser auf mittlere Temperatur bringen. Beides vom Feuer nehmen und mit einem elektrischen Handrührer das Bergkristallwasser in die Schmelze rühren, bis die Creme fest wird und erkaltet. In ein vorbereitetes, mit Alkohol desinfiziertes Töpfchen den sauberen Rosenquarz legen. Die Creme darüber füllen und bei geöffnetem Deckel einige Stunden stehen lassen.

Anwendung und Wirkung Für die junge, problemlose Haut ist nur ein Rezept angegeben, denn die drei Öle im Verband mit dem Rosenquarz pflegen und erhalten in einfacher, aber wirkungsvoller Weise die Vitalität und Schutzfunktion der Haut.
Sie ist für Tag und Nacht verwendbar.

Trockene Haut; normale Haut

Jojoba-Honig-Creme mit Bergkristall

Zutaten
4 g Bienenwachs
4 g Kakaobutter
4 g Wollwachs-
alkohole
05 g Lanolinanhydrid
(1/2 Teel.)
1 Teelöffel Honig
15 ml Erdnußöl
10 ml Jojobaöl
10 ml Avocadoöl
3 Tropfen Carotinöl
50 ml Bergkristall-
wasser
1 kleine Bergkristall-
spitze oder -Trom-
melstein

Herstellung Bienenwachs, Kakaobutter, Wollwachsalkohole und Lanolin im Wasserbad schmelzen, dann den Honig und die Öle hinzugeben und alles gut erwärmen. Inzwischen in einem kleinen Topf das Bergkristallwasser auf mittlere Temperatur bringen. Beides vom Feuer nehmen und mit einem elektrischen Handrührer das Bergkristallwasser in die Schmelze rühren, bis die Creme fest wird und erkaltet. In ein vorbereitetes, mit Alkohol desinfiziertes Töpfchen den sauberen Bergkristall legen. Die Creme darüber füllen und bei geöffnetem Deckel einige Stunden stehen lassen.

Anwendung und Wirkung Diese Kombination wertvollster Öle in Verbindung mit dem Bergkristall ist gut verträglich. Die Spannkraft der Haut wird verbessert, sie wird geschmeidig und glatt.

Mandel-Avocado-Creme mit Bergkristall

Zutaten
4 g Bienenwachs
4 g Kakaobutter
4 g Wollwachs-
alkohole
5 g Lanolinanhydrid
(1/2 Teel.)
10 ml Avocadoöl
10 ml süßes Mandelöl
15 ml Erdnußöl
5 Tropfen Orangenöl
50 ml Bergkristall-
wasser
1 kleine Bergkristall-
spitze oder -Trom-
melstein

Herstellung Bienenwachs, Kakaobutter, Wollwachsalkohole und Lanolin im Wasserbad schmelzen, die Öle hinzugeben und alles gut erwärmen. Inzwischen in einem kleinen Topf das Bergkristallwasser auf mittlere Temperatur bringen. Beides vom Feuer nehmen und mit einem elektrischen Handrührer das Bergkristallwasser in die Schmelze rühren, bis die Creme fest wird und erkaltet. In ein vorbereitetes, mit Alkohol desinfiziertes Töpfchen den sauberen Bergkristall legen. Die Creme darüber füllen und bei geöffnetem Deckel einige Stunden stehen lassen.

Anwendung und Wirkung Diese Creme verbessert das Bild der trockenen Haut. Sie ist für Tag und Nacht anzuwenden und bietet eine erfolgreiche Pflege.

Akne-Haut

Basilikum-Turmalin-Creme

Zutaten
3 g Bienenwachs
3 g Kakaobutter
3 g Wollwachs-
  alkohole
5 g Lanolinanhydrid
15 ml Avocadoöl
15 ml Mandelöl
40 ml Bergkristall-
  wasser
4 Tropfen Basilikum-
  Öl
1 kleiner grüner Tur-
  malinstift oder
  -Trommelstein

Herstellung Bienenwachs, Kakaobutter, Wollwachsalkohole und Lanolin im Wasserbad schmelzen. Die Öle hinzufügen und alles auf mittlere Hitze (ca. 60 Grad) erwärmen. In der Zwischenzeit im gesonderten Töpfchen das Bergkristallwasser auf die gleiche Temperatur bringen. Beides vom Feuer nehmen und mit dem elektrischen Handmixer das Wasser in das Fett rühren, bis die Masse fast erkaltet ist. In das vorbereitete, mit Alkohol ausgeriebene Töpfchen den sauberen Turmalin legen und die Creme darüber füllen. Geöffnet einige Stunden stehen lassen.

Anwendung und Wirkung Basilikum bewährt sich gut, um eine aknegestörte Haut zu beleben und zusammen mit dem Turmalin die Normalisierung und Heilung der Haut zu fördern.
Diese fette Creme beruht auf dem Prinzip »Fett auf Fett« und kann gute Erfolge verzeichnen. Sie sollte Tag und Nacht in Verbindung mit intensiver Reinigung angewendet werden.

Lavendel-Turmalin-Creme

Zutaten
4 g Bienenwachs
4 g Kakaobutter
4 g Wollwachsalko-
    hole
5 g Lanolinanhydrid
15 ml Avocadoöl
15 ml Erdnußöl
5 ml Rizinusöl
5 ml Lavendelöl
50 ml Bergkristall-
    wasser
1 kleiner grüner Tur-
    malinstift oder
    -Trommelstein

Herstellung Bienenwachs, Kakaobutter, Wollwachsalkohole und Lanolin im Wasserbad schmelzen. Die Öle hinzufügen und alles auf mittlere Hitze (ca. 60 Grad) erwärmen. In der Zwischenzeit im gesonderten Töpfchen das Bergkristallwasser auf die gleiche Temperatur bringen.

Beides vom Feuer nehmen und mit dem elektrischen Handmixer das Wasser in das Fett rühren, bis die Masse fast erkaltet ist. In das vorbereitete, mit Alkohol ausgeriebene Töpfchen den sauberen Turmalin legen und die Creme darüber füllen.

Geöffnet einige Stunden stehen lassen.

Anwendung und Wirkung Die heilende Kraft des grünen Turmalins entfaltet sich in dieser Ölkombination, wobei das Rizinusöl die gute Verheilung der Narben unterstützt. Diese Creme ist besonders geeignet für akute Aknezustände und sollte trotz ihrer fetten Zusammensetzung auch tagsüber angewendet werden. Gute Reinigung ist Voraussetzung!

Der Turmalinstift ist intensiver in der Wirkung als der Trommelstein, aber teurer in der Anschaffung.

Gerötete Haut und erweiterte Äderchen

Aloe-Smaragd-Creme

Zutaten
4 g Bienenwachs
4 g Kakaobutter
4 g Wollwachsalko-
  hole
5 g Lanolinanhydrid
10 ml Weizenkeimöl
10 ml Erdnußöl
10 ml Avocadoöl
10 ml Aloeöl
50 ml Smaragdwasser
1 kleiner Smaragd roh
  oder als Trommel-
  stein

Herstellung Bienenwachs, Kakaobutter, Wollwachsalkohole und Lanolin im Wasserbad schmelzen. Die Öle hinzufügen und alles auf mittlere Hitze (ca. 60 Grad) erwärmen. In der Zwischenzeit im gesonderten Töpfchen das Smaragdwasser auf die gleiche Temperatur bringen. Beides vom Feuer nehmen und dann mit dem elektrischen Handmixer das Wasser solange in das Fett rühren, bis die Masse fast erkaltet ist. In das vorbereitete Töpfchen, das zuvor mit Alkohol ausgerieben worden ist, den sauberen Smaragd legen und die Creme darüber füllen.
Geöffnet einige Stunden stehen lassen.

Anwendung und Wirkung Der edle Smaragd in seiner vielfältigen Wirkungsweise eignet sich besonders zur Herstellung eines kompletten Pflegeprogramms. Selbst als Trommelstein vermindert sich nichts von seiner absolut einmaligen Wirkung. Diese wirkt beruhigend, schützend, heilend und sie zeichnet sich dadurch aus, daß sie sanfte Energie vermittelt.
Für die gerötete Haut und erweiterte Äderchen bietet er im Zusammenhang mit den verwendeten Ölen einen perfekten Schutz für den Tag und eine heilende Wirkung für die Nacht. Zur Intensivierung sollten Sie das Smaragdwasser zum Trinken in Ihr Programm mit einbeziehen. (Siehe Rezept: Smaragdwasser). Diese Creme ist besonders geeignet für gerötete Haut mit trockener Tendenz.

Rosen-Smaragd-Creme

Zutaten
4 g Bienenwachs
4 g Kakaobutter
4 g Wollwachsalko-
  hole
4 g Lanolinanhydrit
15 ml Erdnußöl
15 ml Avokadoöl
15 ml Jojobaöl
3 Tropfen Carotinöl
2–3 Tropfen echtes
  Rosenöl
1 kleiner Smaragd-
  Trommelstein

Herstellung Hierfür gelten die Anweisungen wie für Aloe-Smaragd-Creme.

Annwendung und Wirkung Diese Creme ist besonders zu empfehlen bei erweiterten Äderchen mit leicht allergischem Hintergrund.

Rezepte zur Hautreinigung

Hydrophiles Reinigungsöl I (für empfindliche, trockene, normale und junge Haut)

Zutaten
45 ml Reisöl oder
Weizenkeimöl
5 ml Tween 80
2 Tropfen Orangenöl
oder 2 Tropfen
Rosenöl
1 kleiner Rosenquarz-
Trommelstein

Herstellung Alle Zutaten außer dem Stein in eine Flasche geben, verschließen und kräftig schütteln. In das fertige Öl einen kleinen Rosenquarz geben.

Anwendung und Wirkung Vor jedem Gebrauch schütteln! Das Gesicht und Dekolleté mit Wasser anfeuchten, etwas Öl in die hohle Hand geben und mit den Fingern gleichmäßig auf das Gesicht bringen, leicht einmassieren, abwaschen. Das Öl ist leicht rückfettend und reinigt porentief. Danach tupfen Sie Ihre Lotion auf, klopfen sie ein und geben die entsprechende Creme darüber.

Hydrophiles Reinigungsöl II (für fette, aknebefallene Haut)

Zutaten
45 ml süßes Mandelöl
5 ml Tween 80
3 Tropfen Kampferöl
oder 2–3 Tropfen
Basilikumöl
1 kleiner getrommel-
ter Zitrin

Herstellung Alle Zutaten bis auf den Stein in eine Flasche geben, danach gut verschließen und kräftig schütteln. In das fertige Öl einen kleinen Zitrin geben.

Anwendung und Wirkung Bevor man das Reinigungsöl benutzt, sollte man es unbedingt gut schütteln! Das Gesicht und Dekolleté mit Wasser anfeuchten, etwas Öl in die hohle Hand geben und mit den Fingern gleichmäßig auf das Gesicht bringen, leicht einmassieren, abwaschen.

Das Öl ist leicht rückfettend und reinigt porentief. Danach tupfen Sie Ihre Lotion auf, klopfen sie ein und geben die entsprechende Creme darüber.

Hydrophiles Reinigungsöl III (für unruhige, nervöse und allergische Haut)

Zutaten
45 ml Aloeöl
5 ml Tween 80
3 Tropfen Geranienöl
oder 2–3 Tropfen
echtes Rosenöl
1 kleiner Bergkristall-
Trommelstein

Herstellung Alle Zutaten außer dem Stein in eine Flasche geben, verschließen und kräftig schütteln.

In das fertige Öl den kleinen Bergkristall geben.

Anwendung und Wirkung Vor jedem Gebrauch schütteln! Das Gesicht und Dekolleté mit Wasser anfeuchten, etwas Öl in die hohle Hand geben und mit den Fingern gleichmäßig auf das Gesicht bringen, leicht einmassieren, abwaschen.

Das Öl ist leicht rückfettend und reinigt porentief. Danach tupfen Sie Ihre Lotion auf, klopfen sie ein und geben die entsprechende Creme darüber.

Lotionen zur Nachreinigung (alkoholfrei)

Lotion I (für empfindliche, trockene, normale und junge Haut)

Zutaten

50 ml Smaragdwasser (siehe Rezept)
50 ml Bergkristallwasser (siehe Rezept)
50 ml Orangenblütenwasser
1 kleiner Rosennquarz-Trommelstein

Vor Gebrauch schütteln! Dieses Gesichtswasser ist bereits bei der Herstellung nach dem Rezept der Edelsteinwasser mit Energie aufgeladen worden. Sie füllen die Zutaten in eine Flasche und schütteln kräftig. Es ist nach den Reinigungsölen anzuwenden oder auch zur zwischenzeitlichen Erfrischung der Haut geeignet.

Lotion II (für fette, aknebefallene Haut)

Zutaten

50 ml Bergkristallwasser (siehe Rezept)
50 ml mit Bergkristallwasser abgekochter Lindenblütentee
3 Tropfen Arnika-Essenz
1 kleiner getrommelter Zitrin

Vor Gebrauch schütteln! Dieses Gesichtswasser ist bereits bei der Herstellung nach dem Rezept der Edelsteinwasser mit Energie aufgeladen worden. Sie füllen die Zutaten in eine Flasche und schütteln kräftig. Es ist nach den Reinigungsölen anzuwenden oder auch zur zwischenzeitlichen Erfrischung der Haut geeignet.

Lotion III (für unruhige, nervöse und allergische Haut)

Zutaten

50 ml Bergkristallwasser (siehe Rezept)
50 ml Amethystwasser (siehe Rezept)
50 ml Lavendeltee, in destilliertem Wasser aufgebrüht und durchgesiebt, abgekuhlt

Vor Gebrauch schütteln! Dieses Gesichtswasser ist bereits bei der Herstellung nach dem Rezept der Edelsteinwasser mit Energie aufgeladen worden. Sie füllen die Zutaten in eine Flasche und schütteln kräftig. Es ist nach den Reinigungsölen anzuwenden oder auch zur zwischenzeitlichen Erfrischung der Haut geeignet.

Lotion IV (für müde, schlaffe Haut)

Zutaten
90 ml Bergkristallwas-
  ser (siehe Rezept)
10 ml Apfelessig
3 Tropfen Basilikumöl
1 kleiner grüner Tur-
  malinstift oder Tur-
  malin-Trommel-
  stein

Herstellung Apfelessig und Basilikumöl
mischen und in eine Flasche füllen.
Bergkristallwasser und den Turmalin
dazugeben.

Vor Gebrauch schütteln! Dieses Gesichtswasser ist bereits bei
der Herstellung nach dem Rezept der Edelsteinwasser mit Energie aufgeladen worden. Sie füllen die Zutaten in eine Flasche und
schütteln kräftig. Es ist nach den Reinigungsölen anzuwenden
oder auch zur zwischenzeitlichen Erfrischung der Haut geeignet.

Teil II

Wirkung und Anwendung der Edelsteine

Zur Beweisbarkeit der Wirkung der Edelsteine

In unserer hochtechnisierten, materiell eingestellten Welt ist der Glaube an die Wissenschaft groß. Wenn etwas mit bewährten Methoden überprüft werden kann, ist es schon Wahrheit. Öfters hört man daher die Fragen nach wissenschaftlicher Beweisbarkeit der Edelsteinkräfte. Vor allem von Leuten, die aus diesem Bereich kommen, wie Physiker, Techniker und Ärzte. Es wurden hier wohl Ansätze gemacht, mit der Kirlianfotografie, die Ausstrahlung der Steine sichtbar zu machen. In der Atomphysik ist man zu der Erkenntnis gekommen, daß letztlich alle Materie aus Schwingungen bzw. Energie besteht und daß verschiedene subatomare Teilchen, die einmal Kontakt zueinander hatten, in Zukunft ähnlich reagieren. Es fehlt jedoch an weiteren Methoden, um die Schwingungen der Steine zu messen.

Die Frage ist jedoch, ob diese Art von Beweisführung so wichtig ist. Und wenn, wer möchte diese Untersuchungen durchführen? Würden beweiskräftige Ergebnisse die Wissenschaft überzeugen? Würden dann mehr Menschen die Steine anwenden?

Wichtiger scheint doch in unserer Zeit des Umbruchs, wo viele Menschen nach Alternativen suchen, um sich wieder *heil* zu machen, die Edelsteine anzuwenden. Dann erfährt man sowieso genügend Beweise der Wirkung.

Wir können nur dadurch die Umwelt verändern, indem wir uns selbst ändern. Und das kann uns mit den Edelsteinen gelingen. Sie unterstützen uns bei der Lösung von Blockaden und erstarrten Denkmustern und erleichtern uns so die Umwandlung. Denn Kristalle sind Energieumwandler.

Eine Art der Energieumwandlung wird für die Quarzuhr verwendet. Der eingebaute Quarz wandelt die zugeführte elektrische Energie in eine gleichmäßige Schwingung um, die dann durch einen Computer gezählt und in Zeit angegeben wird.

Um die Wirkung eines Bergkristalls zu spüren nimmt man in jede Hand eine Bergkristallkugel. Innerhalb von 5–10 Minuten wird man die beruhigende, ausgleichende Schwingung am eigenen Körper erfahren.

Die eigene, einzigartige Erfahrung ist immer der überzeugendste Beweis, den man dann auch durch seine Einstellung evtl. anderen weitervermitteln kann. Man sollte also ruhig ohne Vorwissen mit einer gewissen neugierigen Skepsis eigene Erfahrungen sammeln, Vorwissen ist meistens eine Vertrauenssache, denn man verläßt sich auf das Wissen anderer. Daher ist die eigene Erfahrung immer höher zu bewerten.

Intuition, oder wie läßt sich das Leben erleichtern?

In den nachfolgenden Kapiteln wird des öfteren auf Intuition und Gefühlsentscheidungen hingewiesen. Zunächst einmal, was ist eigentlich Intuition?

Das Lexikon beschreibt sie als innere Anschauung ohne Hilfe des Verstandes, eine unmittelbare gefühlsmäßige Erkenntnis des Wesentlichen.

Das heißt also, man kann, wenn man intuitiv arbeitet, direkt auf Informationen zurückgreifen, die durch die logischen Bahnen des Verstandes nicht immer oder zumindestens nicht so schnell erreichbar wären. Denn der Verstand greift gerne auf bewährte Muster und folgerichtiges Denken zurück und neue, noch nicht dagewesene Entscheidungen und Erkenntnisse passen schwer in seine Arbeit.

In den letzten 300 Jahren mit dem zunehmend materiellen Denken und dem logischen Aufbau unseres Industriezeitalters wurden der logische Verstand, das Spezialistentum, das lineare, trennende Denken gefördert. Das Gefühl kam ins Hintertreffen.

Nicht zuletzt aus diesem starren System und Denken entstanden die vielen Probleme unserer Zeit wie: verschlechterte zwischenmenschliche Beziehungen, Umweltschädigungen, die nüchterne Berufswelt, die Krankheiten der starren Denkmuster. Unser Leben ist so vielseitig geworden, daß man mit dem Verstand alleine nicht mehr zurecht kommt. Die Einseitigkeit des logischen Denkens kann durch das Gefühl, die Intuition ausgeglichen werden. Viele erfolgreiche Manager und Führungspersonen haben das erkannt. Sie benutzen zwar Statistiken und Analysen, aber die erfolgreiche Entscheidung führen sie doch auf ihre Intuition zurück.

Auch im täglichen Leben, sowohl im Beruf wie in der Freizeit, fällt alles leichter, wenn man sich öffnet, auf die innere Stimme hört und dann Entscheidungen trifft. Man kann diese Resultate ja trotzdem noch verstandesmäßig überprüfen. Je mehr man jedoch auf seine Intuition hört, desto sicherer wird man in seinen Urteilen. Man verliert mehr und mehr die Angst vor Fehlentscheidungen.

Eine sehr wichtige Nebenerscheinung ist dabei, daß man wieder in Übereinstimmung mit seinem inneren Führer, mit dem Lebensziel oder wie immer man den inneren Antrieb nennen will, kommt. Dadurch läuft auch alles einfacher. Man scheint vom Glück begünstigt. Der Zufall unterstützt einen, wie es scheint. Frauen können von Natur aus leichter gefühlsmäßig entscheiden, daher der Ausdruck *weibliche Intuition*.

Wie kann man die Intuition fördern?

Eine sehr schöne und wirksame Methode ist dazu die Arbeit mit den Edelsteinen. Dadurch, daß man hier viele Entscheidungen intuitiv treffen kann und muß, bekommt man viel Übung in der gefühlsmäßigen Arbeit. Außerdem wird die Intuition erleichtert durch Entspannung und Ruhepausen nach intensiver Arbeit, ebenso wie durch Meditation und die Edelsteintherapie. Durch den praktischen Umgang mit den Steinen und Kristallen – unbedingt sollte dies in einem entspannten Zustand geschehen – erfährt man persönliche Weiterentwicklung und Erkenntnis.

Möge dies dazu führen, daß wir leuchten wie edle Steine und mit unserem Glanz die Welt erhellen.

Verträglichkeit von Edelsteinen und Metallen

Über dieses Thema gibt es kaum Unterlagen. Möglicherweise deshalb, weil das Interesse an Edelsteinen und Metallen erst im Wachsen begriffen ist. Oder auch weil es an entsprechenden Untersuchungsmethoden fehlt. Es ist dies jedoch ein hochinteressantes Thema, denn es zeigt, wie unterschiedlich die Verträglichkeit der verschiedenen Stoffe ist.

Durch die Arbeit mit den harmonisierenden Edelsteinketten, die wir Stein für Stein ausgetestet haben, wurde im Lauf der Jahre die Harmoniewirkung der Steine und Metalle an vielen Menschen ermittelt. Bei der Auswertung dieser Tests kamen wir zu erstaunlichen Ergebnissen.

Hier wird angegeben, wieviel Prozent der Menschen den entsprechenden Stein oder das Metall vertragen konnten:

Gold	99 %	Silex	60 %
Silber	50 %	Perle	75 %
Kupfer	46 %	Rosenquarz	89 %
Amethyst	94 %	Zitrin	66 %
Bergkristall	94 %	Bernstein	46 %
Chalzedon	84 %	Aquamarin	86 %
Hämatit	77 %	Malachit	56 %

Gold

Bei Gold wird von einer Legierung ausgegangen, die mindestens die Hälfte (585 oder 14 Karat) oder besser dreiviertel (750 oder 18 Karat) Goldbestandteile hat oder aus reinem Gold besteht. Sonst sind die Fremdmetallanteile zu hoch und dadurch würden sich andere Resultate ergeben.

Gold ist also ein Material, das von fast allen Menschen vertragen wird. Dieses sonnenähnliche Metall rostet nicht, läßt sich bis auf 1/10 000 mm auswalzen oder in hauchdünne Fäden ziehen, ohne zu reißen. Gold behält immer seinen Charakter. So ist auch das Ichbewußtsein der Menschen, das mit dem Gold harmoniert. Seine Sonnenkraft kann jeder brauchen. Es stärkt das Selbstverständnis und das Vertrauen in die eigenen Fähigkeiten.

So war Gold auch immer mit dem Beginn und Aufstieg großer menschlicher Kulturen verknüpft.

Silber

Silber ist für die Hälfte der Menschen geeignet. Von seiner Farbe und seinen Eigenschaften wird es mit dem Mond verglichen. Es hat eine sehr gute Leitfähigkeit für Strom und Hitze. Diese Fähigkeit gilt auch für den seelischen Bereich. Meist wird es von jüngeren Menschen, die noch in der Entwicklungsphase sind, gebraucht. Silber fördert Fragen, die Phantasie und die Neugier, die zur Erweiterung des Bewußtseins dienen. Ebenso wird das Annehmen von Ratschlägen, der Gehorsam gegenüber Autoritäten und der Nachahmungstrieb gefördert.

Daher ist Silber nicht für alle Menschen geeignet.

Kupfer

Noch extremer ist das Verhältnis bei Kupfer. Über die Hälfte der Menschen vertragen kein Kupfer. Das zeigt, daß man auch mit den Armbändern aus Kupfer, die so beliebt sind, zunächst die Verträglichkeit ausprobieren sollte. Dunklere Hauttypen haben meist schon genug Kupfer im Blut.

Kupfer ist auch sehr leitfähig, das heißt, es gibt Wärme sehr schnell ab, daher Kupfertöpfe zum schnellen Erhitzen der Speisen oder Heizungsrohre. Es wird auch zum Schutz verwendet, als Verkleidungsmaterial z. B. bei Schiffen. Es geht leicht Verbindungen mit anderen Metallen ein. So schützt das Kupfer auch vor Krankheiten; Kontakte zur Umwelt fallen leichter. Bei fehlender Liebe ist Kupfer angebracht.

Mit zunehmendem Alter läßt die Kupferverträglichkeit nach, denn in der Kindheit und Jugend fehlen noch die Ummantelung (Schutz) und Liebe der Umgebung. Der Kupfergehalt im Blut ist auch in der Kindheit höher, nach dem Heranwachsen läßt er etwas nach. Frauen haben etwas mehr Kupfer (ein weibliches Element, das dem Planeten Venus zugeordnet wird) im Blut als Männer.

Kupfer läßt die Umgebung auf einen wirken und dann dementsprechend handeln. Ausgereifte, ausgewogene Menschen haben meist genug Kupfer.

Amethyst
Er wird von fast allen Menschen gebraucht, denn er bringt mehr Spiritualität und Erleuchtung für vorhandene Probleme. Er hilft in unserer gestreßten Zeit, mehr Ruhe und Ausgeglichenheit im körperlichen, geistigen und seelischen Bereich zu finden. Er spendet Schwingungen der Liebe und Harmonie, Eigenschaften, die von fast allen Menschen dringend benötigt werden.
Mögen ihn möglichst viele Mitmenschen verwenden, um unsere Welt liebevoller zu gestalten.

Bergkristall
Auch der Bergkristall harmoniert mit den meisten Menschen. Er ist auch sehr vielseitig in seinen Eigenschaften durch seine weiße Farbe, die alle Farben des Regenbogens in sich enthält. Er besteht aus reiner Kieselsäure (Silicea), die als Medizin genommen alle ungesunden Stoffe aus dem Körper leitet. Der Bergkristall klärt die Gedanken, wirkt ausgleichend bei Gegensätzen und verhärteten Fronten und sorgt dadurch für Harmonie. Er ist in seinen Anwendungsmöglichkeiten so vielseitig, daß man damit ein ganzes Buch füllen könnte. Er wurde in vielen Kulturen als heiliger oder besonderer Stein geschätzt.
Kein Wunder also, daß auch heute noch der Bergkristall von so vielen Menschen benötigt wird.

Chalzedon
84 % der Getesteten brauchten ihn. Er hilft die Verbindung zur Umwelt über die Sprache aufzunehmen. Als Redestein am Körper getragen, stärkt er die Ausdruckskraft, löst hindernde Blockaden und fördert so die Verständigung unter den Menschen. Eigenschaften, die viele Menschen in ihrer Entwicklung unterstützen.

Hämatit
Auch der Hämatit ist ein Stein, der gerade in der heutigen Zeit wieder von Dreiviertel der Menschen gebraucht wird. Er hilft bei Blutproblemen, regt die Blutbildung an, fördert Genesungsprozesse. Wichtige Eigenschaften, um mit der schadstoffbelasteten

Umwelt besser fertig zu werden. Er stärkt das Gemüt und schenkt gesunden Schlaf.

Silex

Der Silex wird nur von knapp Zweidrittel der Menschen gebraucht. Er ist ein Stein, der mit der Erde verbindet. Durch ihn verhaftet man in der Materie mit ihren Problemen und er wirkt aktivierend. Eigenschaften, die in der materiellen, überaktiven Welt schon reichlich vorhanden sind.

Perlen

Perlen haben einen außerordentlich hohen Gehalt an Kalzium. Kalzium fördert bekanntlich die Stärkung der Haare und der Knochen im menschlichen Körper. Für Dreiviertel der Menschen ist die Perle besonders geeignet. Sie erleichtert das Aufnehmen und Integrieren neuer Ideen und Eindrücke. Sie zeigt so den Weg zur Weiterentwicklung durch das Ablegen alter, starrer Denkmuster.

Rosenquarz

Rosenquarz bekommt der großen Mehrzahl der Menschen gut. Dieser sanfte Edelstein bringt sonnige, warme, freundliche und erfreuliche Gefühle ins Herz. Man betrachtet die Mitmenschen toleranter und ist fähiger zur Nächstenliebe. Der Rosenquarz unterstützt auch die Bereitschaft sich selbst anzunehmen, was eine wichtige Voraussetzung für die Nächstenliebe ist. Mehr Liebe und Sanftmut helfen ein gutes Stück weiter.

Zitrin

Zitrin eignet sich für Zweidrittel der Menschen. Er läßt sie stärker die Zärtlichkeit und das Gefühl für die Menschen rings umher beachten, was im Laufe des Alltags oft untergeht. Er stärkt und belebt den Körper und die Emotionen. Der Zitrin gibt dem Verstand aber auch die Kontrolle über diese Emotionen. Daher ist er nicht für Menschen geeignet, bei denen der Verstand sowieso schon zu stark vorherrscht.

Bernstein

Nicht einmal die Hälfte der Getesteten brauchte den Bernstein. Dies liegt vor allem an der Eigenschaft dieses organischen Steins, einen mehr in die Materie der Erde zu ziehen. Für materielle Menschen ist er daher nicht geeignet, eher für Leute, bei denen die Intuition und die Gefühle vorherrschen und die etwas den Bezug zur Materie verloren haben. Er verhilft ihnen zum Ausgleich.

Aquamarin

Aquamarin ist ein begehrter Edelstein, der Liebe in unser Umfeld und unser Herz bringt. Dieser Stein schenkt Toleranz, Heiterkeit, Ausgleich und Besinnlichkeit, so daß man mehr zur Mitte findet, harmonischer wird.

Malachit

Der Malachit hat eine etwas größere Akzeptanz als das Kupfer. Er ist auch kupferhaltig und hat so teilweise dessen Eigenschaften. Er spiegelt unser Inneres wider, auch die negativen Eigenschaften. Man muß also an sich arbeiten mit diesem Stein. Nicht jeder ist dazu bereit.

Farben der Edelsteine und ihre Wirkung

Nachfolgend eine Aufstellung der Farben, der entsprechenden Edelsteine, ihre Zuordnung zu den Energiezentren des Körpers und ihre Wirkungen im körperlichen und seelisch-geistigen Bereich. Damit können Sie auch selbst beurteilen, warum Sie manche Farben bevorzugen und andere ablehnen. So erkennen Sie Ihren jetzigen Zustand, können Einseitigkeiten ausgleichen und zu mehr Harmonie gelangen.

Außer durch ihre Farben wirken die Edelsteine natürlich auch durch andere Eigenschaften. Darauf gehen wir noch im Kapitel

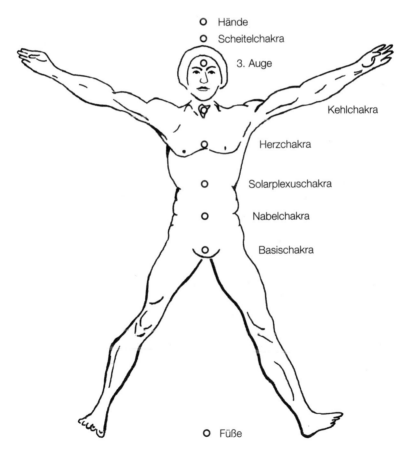

O Hände
O Scheitelchakra
3. Auge
Kehlchakra
Herzchakra
Solarplexuschakra
Nabelchakra
Basischakra
O Füße

71

»Wirkungsweise der Edelsteine« näher ein. Die Wirkung über die Farben ist eine grobe Einteilung der Steine, wobei selbst Steine der gleichen Farbe durch ihre anderen Wirkungsfaktoren sehr unterschiedliche Wirkungsweisen haben können. Bei dieser Aufstellung gehen wir von den sieben Energiezentren (Chakras) des Körpers aus, wie sie auf der Zeichnung S. 71 zu sehen sind. Zusätzlich kommen noch die Energiepunkte der Hände und Füße hinzu.

Die Figur ist deshalb mit erhobenen Händen gezeichnet, weil die weißen Steine außer zu den Händen auch einem Energiezentrum oberhalb des Kopfes über dem Scheitelchakra zuzuordnen sind.

Weiß: Energiezentrum Hände
Edelsteine Bergkristall, weißer Diamant, Perle, Selenit, weißer Opal.
Körperliche Wirkung Ausgleich, Harmonie, Lösung von Stauungen und Blockaden, Energiezufuhr.
Seelisch-geistige Wirkung Klärung und Aktivierung der Gedanken, Erleuchtung, Selbsterkenntnis, Schutz vor negativen Einflüssen.

Lila bis Violett: Energiezentrum Scheitel
Edelsteine Amethyst, Sugilit, Fluorit, violetter Turmalin.
Körperliche Wirkung Gegen Schmerzen, Schlaflosigkeit und Kopfschmerzen; nervenberuhigend.
Seelisch-geistige Wirkung Hilfe bei Meditation und spiritueller Entwicklung, Linderung bei Depressionen und Geisteskrankheiten, Erhöhung der Intuition, Harmonie der Gedanken.

Dunkelblau: Energiezentrum 3. Auge
Edelsteine Sodalith, Lapislazuli, Azurit, blauer Saphir, dunkelblauer Turmalin.
Körperliche Wirkung Verbesserung des Gedächtnisses, blutdrucksenkend, Kräftigung des Sehvermögens.
Seelisch-geistige Wirkung Hilfe bei Schlaflosigkeit und Depressionen, Unterstützung bei der Meditation, Stärkung der Intuition, Verbesserung der Konzentrationsfähigkeit.

Hellblau: Energiezentrum Kehle
Edelsteine Türkis, Aquamarin, Chrysokoll, blauer Edeltopas, Chalzedon, Mondstein, Amazonit, hellblauer Turmalin.
Körperliche Wirkung Löst Blockaden im Hals- und Nackenbereich, gegen Drüsenstörungen, zur Nervenberuhigung.
Seelisch-geistige Wirkung Verbesserung der Rede- und Ausdruckskraft, erweckt Mitgefühl und Verständnis.

Rosa und Grün: Energiezentrum Herz
Edelsteine, Rosa: Rosenquarz, Kunzit, Rhodochrosit, Rhodonit, rosa Turmalin, rosa Koralle.
Edelsteine, Grün· Smaragd, Dioptas, grüner Turmalin, Calzit, Aventurin, Jade, Moosachat, Chrysopras, Peridot, Malachit.
Körperliche Wirkung Entspannung, Beruhigung, fiebersenkend, Herzstärkung, streßlösend, heilend bei Magenerkrankungen.
Seelisch-geistige Wirkung Lösung von Blockaden aufgrund verdrängter Probleme, Steigerung der Selbst- und Nächstenliebe, Gefühlsbereinigung, Harmonie und Frieden.

Gelb: Energiezentrum Solarplexus
Edelsteine Zitrin, gelber Diamant, Bernstein, Goldtopas, Schwefel, Rutilquarz, gelbes Tigerauge, gelber Saphir.
Körperliche Wirkung Stärkung von Körper, Gehirn, Nerven, Lunge; gegen Diabetes und Depressionen, verdauungsfördernd.
Seelisch-geistige Wirkung Hilfe bei Zielverwirklichung, Stärkung der Kreativität und der Willenskraft.

Orange: Energiezentrum Nabel
Edelsteine Karneol, Feueropal, oranger Achat, Padparadscha.
Körperliche Wirkung Unterstützt Nahrungsaufnahme, Verdauung und Ausscheidungen; Förderung der Durchblutung, Stärkung der Sexualorgane.
Seelisch-geistige Wirkung Steigerung der Kreativität und der Lebenskraft.

Rot: Energiezentrum Basis der Wirbelsäule

Edelsteine Rubin, Granat, Achat, rote Koralle, roter Jaspis, Hämatit.

Körperliche Wirkung Körperaktivierung, Kräftigung der Geschlechtsorgane, Stärkung von Blut und Kreislauf.

Seelisch-geistige Wirkung Regt die Gedanken an und zieht sie auf die materielle Ebene, gegen Depressionen und Lethargie; gut für bleiche, melancholische Menschen.

Schwarz: Energiezentrum Füße

Edelsteine Schwarzer Turmalin, Obsidian, Onyx, Rauchquarz, Magnetit, schwarze Koralle.

Körperliche Wirkung Erdung und Stabilisierung des Körpers, schlaffördernd, Erhöhung der Widerstandskraft.

Seelisch-geistige Wirkung Beruhigung des Geistes, Bewußtmachung unserer Schattenseiten.

Wirkungsweise der Edelsteine

Zu diesem Thema eine Aufstellung der Wirkungskomponenten der Steine. Bei einigen Steinen wurde schon in vorangegangenen Kapiteln die Wirkung genauer erläutert. Ausführlich ist die Wirkung von 52 speziell ausgesuchten Edelsteinen sowohl in körperlicher, als auch in seelisch-geistiger Hinsicht in unserem Buch »Die Botschaft der Edelsteine« (siehe Literaturverzeichnis) beschrieben.

Edelsteine wirken durch:

a) ihr *Licht* und ihre *Farbe* (siehe auch Kapitel: »Farben der Edelsteine und ihre Wirkung«). Das weiße Licht erzeugt durch Verringerung seiner Schwingungsrate alle Farben des Regenbogens,

b) ihre *chemische Zusammensetzung* (viele Edelsteine bestehen zu einem Großteil aus Kieselsäure),

c) ihre *Struktur* und *Form*,

d) ihren *Schliff*,

e) ihr *Kristallgitter*. Es gibt sieben Kristallsysteme. Kristalle sind Energieumwandler. Das heißt, sie nehmen Energien auf, leiten sie durch ihre Kristallstruktur und geben sie harmonisiert und gebündelt zurück. Zum Beispiel wird Elektrizität in Schwingung umgewandelt. Man benutzt dieses Prinzip für die Quarzuhren. Ebenso wird körperliche und spirituelle Energie harmonisiert.

Steine und Mineralien haben zwar die niedrigste Schwingungsrate aller Lebewesen, aber sie können kraftvolle Auswirkungen auf unser Wesen haben, die wir zu unserer Weiterentwicklung ebenso nutzen sollten wie vergangene Kulturen.

Die besondere Einmaligkeit der Edelsteine, verglichen mit anderen Naturheilmitteln, ist ihre vielseitige Wirkungsweise. In einem Edelstein kommen alle vorgenannten Eigenschaften zur Geltung. Man sollte daher mit etwas Erfahrung außer der Farbe auch die anderen Eigenschaften mit berücksichtigen.

Für die Wirksamkeit der Edelsteine spielt die Aufnahmebereitschaft, die Sensibilität und der Entwicklungsgrad des Menschen eine Rolle. Die Ausstrahlung der Steine ist immer vorhanden. Doch durch die Resonanzbereitschaft, die Öffnung des Menschen für die Wirkung der Steine, wird ein besseres Ergebnis erzielt. Durch Ablehnung der Edelsteine werden Blockaden aufgebaut und die Wirkung ist dann geringer.

Auswahl und Anschaffung der Steine. Ihre Farben und Formen

Der Auswahl Ihrer Edelsteine sollten Sie große Bedeutung beimessen. Die Steine, die Sie zur Herstellung Ihrer Produkte brauchen, finden Sie in den Rezepten zu Ihrem Hauttyp angegeben. Suchen Sie einen Stein für sich, ob als Taschenstein, zur Meditation, zur Problemlösung oder für andere Zwecke, sollten Sie immer intuitiv vorgehen, lassen Sie sich ganz von Ihrem Gefühl leiten.

Welcher Edelstein zieht Sie am meisten an?

Zu welchem Stein wollten Sie zuerst greifen?

Schließen Sie die Augen, entspannen Sie sich, öffnen Sie die Augen und greifen Sie dann zu dem Stein, der Sie am meisten anzieht. So erreichen Sie es, daß Sie ganz vom Gefühl her und nicht durch den Verstand bestimmt reagieren.

Eine große Hilfe ist dabei auch unser Buch »Botschaft der Edelsteine«: Mit den beigelegten Edelsteinkarten kann man leicht einen Stein auswählen. So können Sie auch in Ruhe zuhause entscheiden, bevor Sie in ein Geschäft gehen.

Wählen Sie dann beim Kauf unter den Steinen Ihrer Wahl intuitiv den Stein aus, der Sie von Form und Farbton am stärksten anspricht. Denn auch hierbei können noch große Unterschiede auftreten.

Lassen Sie sich nicht zu dem Gedanken verleiten: großer Stein = große Wirkung. Wichtiger ist, daß Sie gefühlsmäßig *Ihren* Stein finden. Dann wird er Ihnen optimalen Nutzen bringen.

Edelsteine müssen nicht teuer sein. Oft kann man schon für ein paar Mark einen trommelgeschliffenen Stein erwerben. Mineralienhandlungen haben meist eine große Auswahl der verschiedensten Arten und Formen, von Natursteinen über Trommelsteine, Spitzen, Eier und Kugeln bis hin zu Pyramiden und Spezialschliffen. Fangen Sie also ruhig erst einmal mit günstigen Trommelsteinen an, mit denen Sie experimentieren und sich vertraut machen.

Die Farben

Bei der Auswahl Ihrer Edelsteine spielt natürlich auch die Farbe eine wichtige Rolle.

Achten Sie darauf, welche Farbe Sie am meisten anzieht.

In welcher Farbe kleiden Sie sich am liebsten?

Das ist eine wichtige Frage, die Rückschlüsse auf Ihre Einstellung zuläßt. Denn wir tragen meistens auch die Farben, nach denen uns zumute ist. Andererseits haben diese Farben auch eine starke Wirkung auf unsere Stimmung, unser Gemüt und unsere Umgebung.

Welche Farben lehnen Sie am stärksten ab? Was möchten Sie dadurch abblocken? Lesen Sie darüber mehr im Kapitel »Farben der Edelsteine und ihre Wirkung«.

In der Medizin wird die Farbtherapie schon seit längerer Zeit angewandt. Denn Farben beeinflussen unsere Psyche.

Daher ist natürlich auch die Farbe und der Farbton der von Ihnen erstandenen Edelsteine von Bedeutung.

Die Formen

Ebenso wie die Farben haben auch Formen ihre Bedeutung und Wirkung; einige Formen bei Natursteinen und geschliffenen Steinen:

Rohe, unbearbeitete Steine haben eine natürliche aktive, kräftige Ausstrahlung.

Die *gewachsene Kristallspitze* hat die stärkste Energiekonzentration gebündelt an der Spitze. Man verwendet sie daher auch oft zur Energiemassage, indem man die Spitze über die entsprechenden Stellen führt (siehe auch Kapitel: »Kristallmassage«).

Der *Trommelstein,* so genannt, weil er in einer Trommel mit Schleifsand geschliffen wird, hat eine etwas sanftere Ausstrahlung als der unbearbeitete Stein.

Die *Kugel* hat eine sehr harmonische, »abgerundete« Ausstrahlung. Sie beruhigt und gleicht aus.

Das *Ei* ist von schützender, bemutternder, umhüllender Wirkung.

Die *Pyramide* hat eine starke Energiekonzentration an ihrer Spitze. Man kann sie zum Energieaufladen für sich oder für Edelsteine verwenden, indem man den Mittelfinger bzw. den Stein über die Spitze hält, bis man das Gefühl hat, daß es genügt.

Geschliffene Edelsteine

Rund geschliffene Steine fördern Intuition und Kreativität und geben neue Impulse. Festgefahrene Ansichten lösen sich und man wird beweglicher in den Ansichten.

Oval geschliffene Steine bieten ein Gefühl der Geborgenheit und des Schutzes.

Tropfenförmige Steine erinnern an Tränen. Sie erleichtern das Lösen von Blockaden und fördern dadurch die Harmonie. Sie bringen neue Erkenntnisse und damit mehr Weisheit.

Eckig geschliffene Steine aktivieren die Tatkraft und verhelfen zur Verwirklichung materieller Vorstellungen. Sie verhelfen zu mehr Erdverbundenheit.

Anwendung der Edelsteine

Aufbewahrung der Edelsteine

Bewahren Sie Ihre Steine liebevoll auf: entweder an einem festen Platz in Ihrer Wohnung, den Sie mit einem Seidentuch, mit Samt, mit Leder oder einem anderen hübschen Naturstoff unterlegen, oder verteilen Sie die Steine dekorativ in Ihrer Wohnung. Edelsteine wollen gesehen und betrachtet werden. Dafür strahlen sie Harmonie und Schönheit aus.

Eine andere Möglichkeit, die gleichzeitig die Wirkung noch steigert, ist das Legen eines Mandalas. Legen Sie dazu intuitiv die Steine zu einem Muster. Diese Figur drückt Ihr Unterbewußtsein aus. Sie verbreitet Harmonie im Zimmer und lenkt die Blicke auf sich.

Man sollte Kristalle jedoch nicht auf oder in die Nähe von elektrischen Geräten stellen, da sie auch deren Energien aufnehmen.

Sie können auch einen entsprechenden Edelstein oder Kristall auf Ihren Arbeitsplatz stellen, zur Unterstützung Ihrer Arbeit. Neben dem Bett dekoriert oder unter das Kopfkissen gelegt, unterstützt der entsprechende Edelstein den Schlaf und aufschlußreiche Träume (siehe Kapitel: »Edelsteine zum Schlafen und Träumen«).

Zum Mitnehmen sollten Sie die Steine ebenfalls in Naturstoffe packen. Vielleicht in ein Lederbeutelchen, in ein Tuch eingerollt oder, eingeschlagen in einen Naturstoff, in ein Holzkästchen verpacken.

Soll er für längere Zeit aufbewahrt werden, schlagen Sie den Edelstein oder Kristall in einen festen Naturstoff, bevor Sie ihn wegpacken, oder Sie kleiden ein Kästchen mit Naturstoff aus, legen die Steine darauf und füllen den Rest mit Blumen, Blättern oder Kräutern. Wenn Sie dann die Steine wiederverwenden, strömt Ihnen ein angenehmer Duft entgegen.

Reinigung der Edelsteine

Da Edelsteine und Kristalle Schwingungsträger sind, d. h., daß sie Informationen und Energien der verschiedensten Art speichern, sollte man sie vor und nach jeder Benutzung, oder wenn man sie neu bekommen hat, reinigen; es sei denn, man hat einen Stein programmiert (siehe Kapitel: »Programmieren von Kristallen«) und will die Programmierung beibehalten. Dafür gibt es verschiedene Reinigungsmethoden, von denen man sich die einem am meisten zusagende aussuchen sollte.

Wasserreinigung Man legt die Steine oder den Schmuck ca. 15 Min. unter leicht fließendes Leitungswasser. Falls man die Möglichkeit hat, ist Wasser in der Natur vorzuziehen, also ein fließender Bach, ein Fluß, eine Quelle, ein See oder das Meer. Dazu sollte man die Steine in ein Sieb oder Netz geben, damit sie nicht weggespült werden.

Erdreinigung Man gräbt den Stein in Erde ein und läßt ihn dort sieben Tage ruhen, bevor man ihn ausgräbt und wäscht.

Räuchermethode Dazu verwendet man am besten natürliches Räucherwerk wie Salbei oder Myrrhe, aber auch Räucherstäbchen z. B. aus Zedern-, Sandelholz oder andere Düfte. Man hält den Stein in den Rauch und bläst diesen über ihn.

Salzreinigung Hierzu verwendet man nur echtes Meersalz. Man gibt in ein Glas bis zur Hälfte Salz, legt den Schmuck (besonders ererbter Schmuck ist oft stark vorbelastet) oder die Steine hinein und füllt das Glas mit Salz auf. Den Behälter stellt man dann an einen dunklen Platz oder deckt ihn zu. Nach 3 Tagen nimmt man die Steine heraus und schüttet das Salz an einen unzugänglichen Ort. Denn das Salz ist dann stark mit den Schwingungen belastet und sollte auf keinen Fall mehr verwendet werden.

Man kann auch Meersalz mit Wasser mischen (1/4 Salz, 3/4 Wasser) und als Reinigungslösung gebrauchen.

Die Salzmethode kann nicht bei Silber- oder Metallschmuck benutzt werden, da das Salz diese Materialien angreifen würde.

Ultraschallreinigung Diese Möglichkeit hat man kaum zuhause, aber Juweliere und Optiker haben meist ein Ultraschallgerät. Hier werden Schmuck und Steine durch Ultraschallwellen, kombiniert mit einer Reinigungslösung, in ca. 10 Min. gesäubert. Smaragd, Rhodochrosit, Koralle, Türkis und einige weitere Steine eignen sich nicht für diese Methode.

Reinigung durch *Visualisation* Eine sehr schöne und einfache Methode ist die Reinigung durch die Vorstellungskraft.

Gedanken sind Kräfte, Energien. Jede Handlung, jedes Werk entsteht zunächst in den Gedanken. Erst dann wird der Gedanke in Materie umgesetzt. Daher sind gezielt eingesetzte Vorstellungen sehr wirksam.

Sie nehmen dazu die Steine in beide Hände, die ein Becken formen. Sie stellen sich, evtl. mit geschlossenen Augen, einen Wasserfall oder Bergbach vor, der über die Steine fließt und alles Belastende mit sich wegschwemmt. Sie halten diese Vorstellung solange aufrecht, bis Sie das Gefühl haben, daß es genug ist. Diese Methode eignet sich für alle Gelegenheiten, wo man kein Wasser oder andere Reinigungsmethoden zur Verfügung hat. Auch in Seminaren wird diese Methode angewandt.

Aufladen von Kristallen und Edelsteinen

Nach der Reinigung sollten die Steine mit neuer Energie aufgeladen werden. Dazu legt man sie in die Sonne oder zumindestens ins Tageslicht oder aber man verwendet die Visualisationsmethode, nimmt dazu die Steine in die Hände und stellt sich vor, wie die Sonne die Edelsteine mit ihren goldenen Strahlen neu auflädt. Man hält diese Vorstellung solange aufrecht, bis man merkt, daß es genug ist.

Programmieren von Kristallen

Steine und Kristalle können zusätzlich zu ihrer natürlichen Wirkungsweise auch Schwingungen aufnehmen, wenn man mit ihnen arbeitet. Die aufgenommenen Schwingungen werden gespeichert und erst durch die Reinigung wieder neutralisiert. Man kann diese Eigenschaft benutzen, um eine gezielte Information, Richtung oder Absicht in den Edelstein einzugeben, um so seine Wirkung noch zu verstärken; besonders gut eignen sich dafür Kristalle. Wichtig ist, daß man für das einzugebende Programm ein sehr klares Ziel hat. Je stärker die Absicht, desto besser ist die Wirkung und der Erfolg.

Nehmen Sie zum Beispiel an, Sie möchten einem Freund helfen, der an starker Nervosität leidet.

Sie nehmen dazu einen Amethystkristall, der sowieso schon beruhigend und ausgleichend wirkt. Sie reinigen den Kristall z. B. unter fließendem Wasser (oder nach einer der anderen Methoden), laden ihn auf, indem Sie ihn in die Sonne legen und nehmen ihn dann in die Hände.

Sie entspannen sich und konzentrieren sich auf die Absicht.

Dazu stellen Sie sich den Freund ganz ruhig und ausgeglichen vor. Denn immer sollte der positive zu erreichende Endzustand als Ziel visualisiert werden.

Diese Vorstellung lassen Sie so stark wie möglich werden und projizieren sie dann in den Stein. Sie stellen sich dieses Gedankenbild im Amethyst vor, bis Sie den Eindruck haben, daß er damit ausgefüllt ist.

Danach schlagen Sie den Kristall in ein Tuch und übergeben ihn dem Freund. Er sollte ihn dann möglichst niemand anderem mehr in die Hand geben, sondern nur für sich als Taschenstein benutzen. Diese Programmierung wird die Wirkung des Kristalls um ein Vielfaches verstärken.

Man kann diese Methode benutzen, um Steine für sich selbst, für andere, für Pflanzen, für Tiere oder andere Zwecke zu programmieren; mit den beschriebenen Reinigungsmethoden läßt sich die Programmierung wieder löschen.

Zur besseren Übersicht die Methode in Kurzform
1. Aussuchen eines geeigneten Kristalls für den entsprechenden Zweck.
2. Reinigung des Steines.
3. Aufladen des Steines.
4. Entspannung. Evtl. die Augen schließen.

5. Konzentration auf das Ziel. Vorstellung so klar wie möglich halten.
6. Projizierung dieser Absicht in den Kristall, bis man fühlt, daß es genug ist.
7. Verwendung des Steins für den programmierten Zweck.
8. Ist das Ziel erreicht, reinigt man den Kristall.

Man kann Kristalle außer mit Gedanken auch mit Gefühlen, mit Tönen, mit Farben und mit Bildern programmieren, um sie gezielt einzusetzen. Man geht dabei nach der vorher beschriebenen Methode vor und gibt das gewünschte Programm ein. Man sollte den Kristall dann auch nur dieser Programmierung entsprechend einsetzen.

Edelsteinbehandlung

Als Behandler sollten Sie in ausgeglichener Verfassung sein. Der zu Behandelnde trägt möglichst lockere Kleidung und legt sich bequem hin; möglichst in einem ruhigen Raum, in dem man ungestört bleibt und auf eine etwas höhere Liege.

Suchen Sie nun intuitiv für jedes Energiezentrum einen Edelstein aus (siehe auch Kapitel: »Farben der Edelsteine und ihre Wirkung«). Reinigen Sie die Steine und laden Sie sie auf.

Legen Sie die Steine auf die entsprechenden Energiezentren.

Stellen Sie sich in Gedanken Ihre Aura vor, die Sie umhüllt und beschützt. Ebenso stellen Sie sich die schützende Hülle beim zu Behandelnden vor.

Umstreichen Sie seine Aura mit beiden Handflächen seinem Körper zugewandt dreimal im Abstand von ca. 15 cm im Uhrzeigersinn.

Beginnen Sie am Scheitelchakra, da hier die entspannende Wirkung am schnellsten eintritt und die Blockaden meist am stärksten sind. Halten Sie die Hände etwa 3–5 Min. lang ca. 10 cm über dieses Energiezentrum. Legen Sie dabei die Hände nebeneinander und halten Sie die Finger geschlossen. Sie können dabei Hitze, Kälte, Prickeln oder Schmerzen in den Händen spüren. Ein Zeichen, daß sich Energiestaus lösen oder, daß Energie zugeführt wird.

Führen Sie Ihre Hände so den Körper abwärts über alle Chakras. An den Stellen, die Sie besonders intensiv spüren, verweilen Sie länger. Die Behandlung sollte etwas 30 bis 45 Minuten dauern.

Beim *Loslassen* von aufgestauten Problemen können oft Tränen fließen, ein Kullern im Darmbereich ist zu spüren, auch kann sich schnupfenartiger Schleim lösen oder es muß im Anschluß an die Behandlung verstärkt Wasser gelassen werden. Alle diese Reaktionen sind zu begrüßen.

Beenden Sie die Behandlung mit dem dreimaligen Ausstreichen der Aura und der Reinigung der Steine.

Der Behandelte sollte die Anwendung möglichst noch nachklingen lassen und etwas ruhen.

Selbstbehandlung mit Edelsteinen

Suchen Sie sich entsprechend dem Kapitel »Farben der Edelsteine und ihre Wirkung« für jedes Energiezentrum einen Edelstein aus. Gehen Sie dabei intuitiv vor. Bei speziellen Problemen suchen Sie über die Liste für organische Beschwerden die entsprechenden Steine aus.

Reinigen Sie die Steine und laden Sie sie auf. Wenn möglich stellen Sie eine ruhige, entspannende Musik an. Legen Sie sich in einen ruhigen Raum, wo Sie nicht gestört werden.

Ordnen Sie die ausgesuchten Steine den Energiezentren des Körpers zu und legen sie auf.

Atmen Sie tief ein und entspannen Sie Ihre Muskeln, Ihren ganzen Körper.

Bei speziellen Problemen leiten Sie Ihren Atem zu der betroffenen Stelle, indem Sie sich weißes Licht vorstellen, das dorthin fließt. Beim Ausatmen stellen Sie sich vor, daß alles Belastende aus Ihrem Körper strömt.

Stellen Sie sich vor, daß Sie in weißes Licht eingehüllt sind. Atmen Sie dieses Licht ein und lassen Sie es zu Ihrem Basis-Chakra fließen. Hier wird es zur roten Farbe des Feuers. Dieses Rot steigt auf und wird zum Orange des Milz-Chakras. Sie spüren die Energie, die durch Sie fließt.

Lassen Sie das Orange zum Gelb der Sonne werden. Ihr Sonnenzentrum strahlt und erfüllt Sie mit Freude und Kraft.

Im Herzzentrum entsteht nun das Grün der Natur. Sie fühlen sich friedlich gelassen und ausgeglichen.

Das helle Blau, das Sie Ihrem Kehle-Chakra zuordnen, wirkt lösend und befreiend. Sie spüren die Verbundenheit zur Welt und den Mitmenschen.

Das helle Blau wandert zu Ihrem Dritten Auge und wird zum leuchtenden Blau des Lapislazuli. Ihr Geist ist ganz ruhig und entspannt.

Ihr Kronenzentrum in der Mitte der Schädeldecke wird erfüllt vom violetten Strahl des Amethysts. Sie erfahren die Weite des Universums.

Liegen Sie ganz entspannt und genießen Sie die Wirkung der Steine.

Nachdem Sie die Übung beendet haben, reinigen Sie die Steine und laden sie auf.

Meditation mit Edelsteinen

Meditation mit Chakren und den entsprechenden Edelsteinen:

Wir lockern unsere Kleidung und setzen uns mit aufrechter Wirbelsäule bequem zurecht.

Wir entspannen unseren Körper, schließen die Augen und halten sie bis zum Ende der Meditation geschlossen.

Wir atmen tief ein und werden dabei ganz ruhig. Mit jedem Atemzug werden wir ruhiger und entspannter.

Wir fühlen und sehen uns umhüllt von strahlendem weißen Licht.

Vor unserem geistigen Auge sehen wir einen Bergkristall, wir spüren und betasten seine glatten Flächen und seine Kanten.

Wir atmen sein klares, strahlendes Licht ein und integrieren es in unseren Körper. Wir begeben uns ins Innere dieses reinen Kristalls und sehen über und um uns seine Lichtkuppel.

Wir werden Eins mit den Kräften dieses Steines. Sein Licht strömt zu den blockierten Stellen unseres Körpers, flutet durch sie hindurch und spült die Blockaden hinweg.

Der Bergkristall bringt Klarheit in unsere Gedanken und Träume. Ruhe und Harmonie kehren in uns ein; diese Reinheit und Klarheit unserer Gedanken zeigt uns den Weg zur Erkenntnis; unsere schöpferische Kraft und Intuition wächst und führt uns zu neuen Höhen.

Nun leiten wir das klare Licht zu unserem ersten Energiezentrum, dem Basis- oder Wurzel-Chakra. Hier wird das weiße Licht zum Rot des Granats. Wir atmen dieses Rot durch unser Basis-Chakra ein. Wir spüren dabei, wie uns dieses durchsichtige, tiefdunkle Rot aktiviert. Der Kreislauf wird reguliert. Wir sind erfüllt von Freude, Lebenskraft, Energie und Mut.

Das Rot steigt nun empor zum Nabelbereich und wird zum durchscheinenden Orange des Karneols. Dieses leuchtende Orange reinigt unser Blut und kräftigt unsere Verdauungsorgane.

Die Konzentration auf unsere augenblicklichen Aktivitäten wird erleichtert und dadurch steigert sich unsere Leistungsfähigkeit, Vitalität, Kreativität und Antriebskraft. Wir werden aktiver und erfüllen unsere Aufgaben mit Freude und Anteilnahme. Unsere Entwicklung beschleunigt sich und unsere schöpferischen Potentiale werden geweckt. Das Orange steigt empor zu unserem Solarplexus und wird zum leuchtenden Gelb des Citrins.

Dieses strahlende Goldgelb bringt unsere eigene kraftspendende Sonne zum Strahlen. Unser Körper wird angeregt und von positiver, sonnenähnlicher Energie durchflutet. Unsere Gesundheit erblüht. Unsere ganze Aura erstrahlt in diesem goldenen Licht und umgibt uns mit einer schützenden Hülle. Wir spüren Vertrauen und Sicherheit. Wir atmen tief ein und lassen den Atem zu unserem Herzzentrum strömen.

Hier sehen und verspüren wir das wohltuende Grün der Jade. Wir fühlen uns erfrischt. Unser Herz wird gestärkt und die Nerven entspannen. Ein friedvolles, harmonisches Gefühl breitet sich aus.

Wir spüren Freude aus tiefster Seele, Freude und Dankbarkeit, Dankbarkeit für unsere Umwelt, das Pflanzenreich und das ganze Sein. Wir fühlen uns eins mit der ganzen Schöpfung, Einheit und Erneuerung. Wir atmen wieder tief ein und leiten den Atem zu unserem Kehle-Chakra.

Hier sehen wir das milchige Weiß-Blau des Mondsteins. Dieses milde Licht reinigt unser Drüsen- und Lymphsystem. Wir empfinden Beruhigung und Sanftheit.

Das mondfarbene Licht läßt unsere Träume erblühen. Wir lassen dieses Licht zu unserem 3. Auge (zwischen den Augenbrauen) emporsteigen, wo es zum leuchtenden Blau des Lapislazuli wird.

Unser Kopf wird klar und unser Geist wird ruhig, unsere Energiezentren sind geöffnet. Weisheit und Klarheit in den Gedanken bringen uns unserer Lebensaufgabe näher. Wir schöpfen neue Inspiration und bejahen unser ganzes Sein.

Wir atmen wieder tief ein und sehen das durchsichtige Violett des Amethyst in unserem Scheitel-Chakra.

Unsere Gedanken fließen ruhig vorbei. Wir empfinden Demut und Menschenliebe. Sanftmut durchzieht unser Wesen. Das ruhige Violett fließt durch uns hindurch und bringt uns Klarheit und Reinheit. Nun atmen wir noch einmal tief ein und empfinden wieder die schützende Klarheit des Bergkristalls um uns.

Wir verlassen den Kristall, aber wir bleiben weiterhin von dem schützenden weißen Licht eingehüllt.

Wir spüren den Untergrund, auf dem wir sitzen. Wir atmen tief durch, strecken uns und finden uns wohl und munter im Hier und Jetzt ein.

Kristallgruppen zur Harmonisierung

Kristallgruppen, auch Gruppensteine genannt, bestehen aus mehreren Kristallspitzen, die in eine oder in unterschiedliche Richtungen zeigen. Es sind sehr dekorative Gebilde, mit denen man jeden Raum auflockern und verschönern kann. Gleichzeitig entsteht durch Kristallgruppen mehr Harmonie im Raum.

Ebenso kann man einen Gruppenstein als Tischdekoration benutzen. Die Menschen, die sich hier zusammensetzen, werden ausgeglichener und harmonischer reagieren. Die Tischthemen werden ergiebiger sein und friedlicher verlaufen. Auch bei einem Arbeitsplatz mit Publikumsverkehr, der mit einer Kristallgruppe dekoriert ist, sind die Gespräche ruhiger, entspannter und vielleicht auch fröhlicher.

Im Krankenzimmer, wo viele negative Schwingungen vorhanden sind, wirkt eine Kristallgruppe neutralisierend, wohltuend und energiespendend. Der Genesungswille wird angeregt. Hier sollte der Kristall täglich gereinigt werden, außer er ist programmiert. Verbrauchte, matt gewordene Edelsteine kann man zum Erholen und Auffrischen auf eine Kristallgruppe oder in eine Druse legen.

Edelsteine für Pflanzen

Auch Pflanzen kann man in ihrer Entwicklung und bei Krankheiten mit den Edelsteinen unterstutzen. Bei der Auswahl dieser Steine sollte man intuitiv vorgehen. Im allgemeinen ist besonders der Bergkristall mit seiner vielseitigen Wirkung geeignet. Man steckt z. B. eine Kristallspitze in die Erde einer Topfpflanze oder eine Kristallgruppe oder eine Druse.

Wer Schwierigkeiten im Umgang mit Pflanzen hat, kann sein Einfühlungsvermögen und Verständnis fördern, indem er einen Moosachat bei sich trägt. Zur Verstärkung kann man ihn noch entsprechend programmieren. Der Moosachat, auch Gärtnerstein genannt, vermittelt die Liebe zur Natur und das Erkennen der Pflanzenbedürfnisse.

Edelsteine für Kinder

Da Kinder noch in der Entwicklungsphase stecken und stark auf äußere Einflüsse ansprechen, sollte man sie sehr behutsam mit den Edelsteinen unterstützen.

Für Babys eignet sich bei Problemen mit dem Zahnen besonders der Bernstein. Man kann dem Säugling entweder einen Bernstein unters Kopfkissen legen (am besten in den Kissenbezug einnähen, damit der Stein vom Baby nicht verschluckt werden kann) oder 3–5 kleine Steinchen auf einen Wollfaden gezogen um das Handgelenk binden.

Für Kinder bis zu sechs Jahren sollten möglichst sanfte Edelsteine wie Rosenquarz, Aquamarin, Amethyst und evtl. Bergkristall verwendet werden. Man kann Kinder aber auch selbst den passenden Stein wählen lassen, da sie noch sehr in der Gefühlswelt leben und eine bessere intuitive Auswahl treffen, als mancher Erwachsene.

Dieser Stein sollte als Taschenstein verwendet werden, der immer in der Hosentasche dabei ist oder als kleiner Anhänger (evtl in einem Seidenbeutelchen) an einer Lederschnur oder an einem Kettchen getragen wird. Nachts kann er unter dem Kopfkissen liegen.

Für die Schule sind zu empfehlen:
Der *Sugilit* schützt sensible Kinder vor Aggressionen und Negativität.

Der *Gelbe Fluorit* fördert die Konzentration und das Denkvermögen.

Der *Amethyst* wirkt ausgleichend und beruhigend auf nervöse Kinder.

Der *Rosenquarz* fördert Friedensliebe und Freundschaften.

Der *Zitrin* gleicht die Energien der beiden Hirnhälften aus.

Der *Bergkristall* wirkt als energetischer Helfer und Schutzstein.

Der *Rhodonit* schickt sanfte Energie und stärkt das Selbstbewußtsein.

Der *Aquamarin* unterstützt die Ausdruckskraft und den Dialog.

Edelsteine für Erwachsene

Seinen Taschenstein oder Schmuck sollte man immer intuitiv auswählen oder mit Hilfe der Edelsteinkarten in unserem Buch »Die Botschaft der Edelsteine« aussuchen; als Unterstützung bei der Auswahl mögen die Listen »Heilwirkung« (S. 102 ff.) und »Organische Beschwerden« (S. 96 ff.) dienen.

Als Taschenstein eignet sich sowohl ein Trommelstein, als auch eine Kristallspitze oder eine Kugel. Man bezeichnet sie auch als *Handschmeichler,* weil man unwillkürlich den Stein öfters in die Hand nimmt und mit ihm spielt. Man kann den Edelstein solange bei sich tragen, bis man spürt, daß er seine Aufgabe erfüllt hat und man ihn nicht mehr braucht. Dann sollte man ihn liebevoll aufbewahren.

Diesen persönlichen Stein bitte nicht in den Geldbeutel packen oder zusammen mit Metall (Schlüsseln etc.) in die Tasche stecken. Nachts kann man ihn unter das Kopfkissen legen.

Edelsteine in der Hausapotheke

Fast alle Edelsteine haben eine heilende Wirkung, wenn sie auch manchmal noch feinstofflicher ist, als bei homöopathischen Mitteln. Man kann für die verschiedenen Zwecke meist nicht alle Edelsteine vorrätig haben.

Für eine gezielte Auswahl sind die beiden Listen »Heilwirkung« (S. 102 ff.) und »Organische Beschwerden« (S. 96 ff.) sehr hilfreich. Wählen Sie dabei auch unter den verschiedenen Steinen, die für einen Zweck angegeben sind, intuitiv Ihren Stein aus, denn die Edelsteine wirken auf die verschiedenen Menschen unterschiedlich stark.

Einige spezielle geeignete Steine sind:

Die naturgewachsene *Pyrit-* oder *Markasitscheibe* kann auf schmerzende Bereiche aufgelegt werden. Versuchen Sie dabei die Seite der Scheibe zu erspüren, die sich angenehmer anfühlt, wenn sie aufliegt. Bei Kindern sollte man statt dessen eine *Achatscheibe* verwenden.

Für Menstruationsbeschwerden und Bauchschmerzen einen *Karneol* auflegen.

Bei Halsschmerzen und Lymphbeschwerden befestigt man einen *Mondstein* mit einem Seidenpflaster über der Beschwerdestelle.

Der *grüne Turmalin* sollte bei Gleichgewichtsstörungen an einer kurzen Kette getragen werden.

Nach Operationen unterstützt der *Hämatit* den Genesungsprozeß.

Zur allgemeinen Erfrischung und Aktivierung führen wir eine Massage mit dem *Bergkristall* durch (siehe Kapitel: »Jede Haut«).

Bei Verstopfung kann man besonders den Kinnbereich berücksichtigen.

Der *Magnetit* sollte bei Rücken- und Nervenschmerzen zur leichten Massage oder zum Auflegen auf die betroffene Stelle benutzt werden. Er kann auch mit einem Pflaster auf die Stelle geklebt und längere Zeit getragen werden, bis eine Besserung eintritt.

Bei Zahnschmerzen nehmen Sie einen kleinen *Aquamarintrommelstein* in den Mund an die betroffene Stelle.

Bei Kopfschmerzen, Migräne und Nervosität legen wir uns entspannt hin und geben einen *Amethyst* auf das Dritte Auge (zwischen die Augenbrauen).

Die Doppelspitze (ein klarer Kristall mit einer Spitze an jedem Ende) aus *Bergkristall* besteht aus zwei Polen, die sie miteinander vereinigt. So wirkt sie auch nach außen sehr vermittelnd, ausgleichend bei Gegensätzen. Man kann sie zum Ausgleich zweier Energiezentren verwenden, indem man sie dazwischen legt, jeweils mit einer Spitze zu einem Chakra. Oder zum Ausgleich aggressiver Situationen, indem man sie in der Hand hält, eine Spitze zu sich und eine zur Gegenpartei. Auch zur Energiemassage (siehe Kapitel: »Jede Haut«) ist sie gut geeignet.

Der *Fluorit* wirkt lösend auf Blockaden und Verspannungen. Man legt ihn auf die Problemstelle ca. 15 Min. auf, um die Blockade zu lösen. Anschließend tauscht man den Fluorit gegen den Edelstein aus, der für das Problem geeignet ist und läßt diesen nochmal 15 Min. liegen.

Edelsteine zum Schlafen und Träumen

Zur Unterstützung und Förderung eines gesunden Schlafes sind geeignet:

Amethyst, Hämatit, Hyazinth (braun-braunroter *Zirkon*), *Jade, Padparadscha* (orangefarbener *Korund*), *Saphir, Topas* und *Zitrin*.

Auch hier sollte man gefühlsmäßig seinen Schlafstein aussuchen und mit ihm experimentieren. Entweder man legt ihn unter das Kopfkissen oder in die Tasche des Nachtgewandes. Man kann ihn ebenfalls direkt neben das Bett in Kopfhöhe legen. Oder man stellt eine *Amethyst*gruppe oder -druse in den Schlafbereich.

Um besonders klare, aufschlußreiche Träume zu haben, eignet sich ein möglichst reiner *Bergkristall* oder *Rutilquarz*, den man unter das Kopfkissen legt. Die Träume sollte man sich aufnotieren, um so zu lernen, was uns das Unterbewußtsein mitteilen will.

Gegen Alpträume hilft der *Karneol*, der *Bergkristall* oder der *Rutilquarz*.

Schmuck, Bedeutung und Wirkung

Schon seit undenklichen Zeiten verwenden die Menschen Edelsteine als Schmuck. Viele Kulturen waren dabei mit bestimmten Steinen besonders verbunden, wie z. B. die Indianer und Perser mit dem Türkis und die Ägypter mit dem Malachit und dem Lapislazuli.

Früher wurden Edelsteine oft zu bestimmten Symbolen verarbeitet, um damit geheime Kräfte zu erzielen. Dieser Schmuck wurde in einer besonderen Gesinnung geschaffen, die den Menschen mit einschloß, für den er gedacht war.

Manchmal wurden Steine zermahlen, um sie als kosmetische Mittel zur Verschönerung des Gesichts aufzutragen, z. B. Malachit als Augenlidfarbe.

Auch Herrscher und religiöse Führer wußten sich mit Edelsteinen zu schmücken und ihre Kleidung und Umgebung damit zu verschönern. Kronen wurden mit wertvollsten Edelsteinen besetzt, die Kleidung wurde mit ihnen bestickt, und mancher Herrscherthron blitzte in den verschiedensten Farben der eingelassenen Prunkstücke auf. Diese Pracht war nicht nur zur Verschönerung gedacht, sondern sie diente auch als Machtattribut und zur Verstärkung der Ausstrahlung. Schon in der Bibel sind die Brustplatten der Hohenpriester erwähnt, die mit Edelsteinen in einer speziellen Formatierung besetzt waren, denen eine besondere Wirkung und Macht zugeschrieben wurde.

Die Wirkung, gezielte Anwendung und besondere Auswahl des Schmucks werden in unserer durch materielles Denken bestimmten Zeit kaum noch berücksichtigt. Dabei ist der Edelsteinschmuck eine einfache und schöne Methode, um die Heilwirkung der Steine anzuwenden. Einige Punkte sollten allerdings dabei beachtet werden:

Edelsteine in Ringen und Anhängern sollten möglichst so gefaßt sein, daß sie nach hinten zur Haut offen sind. Dadurch ist die Wirkung stärker. Ketten sollten in der Länge so getragen werden, daß sie entweder im Kehle-, im Herz- oder im Solarplexuschakra wirken können. Antiker Schmuck sollte nach der Meersalzmethode gereinigt werden.

Suchen Sie Ihren Schmuck intuitiv aus. Tragen Sie das, was Sie am meisten anspricht. Mit der Zeit wird sich Ihr intuitives Gespür immer mehr verbessern, so daß Sie sehr schnell wissen, was Ihnen gut tut und für Sie das Richtige ist. Lesen Sie dazu auch das Kapitel »Verträglichkeit von Edelsteinen und Metallen«. Berücksichtigen Sie dabei auch die Form des geschliffenen Steins (siehe Kapitel »Auswahl und Anschaffung der Steine« S. 77), die ja auch ihre spezielle Wirkung hat.

Seit einigen Jahren fertigen wir harmonisierende Edelsteinketten, die speziell für den Träger ausgetestet sind.

Die verträglichsten Edelsteine werden intuitiv nach Muster und Farbverlauf zusammengestellt. So entstehen persönliche Ketten, die den Benutzer in seiner Entwicklung unterstützen und seinem Lebensziel näherbringen. Viele Besitzer dieser Ketten berichteten von der angenehmen, unterstützenden und manchmal erstaunlichen Wirkung. Ein Schmuck, der Schönheit und Weiterentwicklung in sich vereint.

94

Vielleicht werden mit der Zeit mehr Goldschmiede wieder dazu übergehen, abgestimmt auf den jeweiligen Menschen mit seiner speziellen Ausstrahlung den passenden Schmuck mit den entsprechenden Edelsteinen anzufertigen. Das wäre ein weiterer Schritt hin zum ganzheitlichen Denken, das noch in vielen Bereichen des Lebens fehlt.

Organische Beschwerden, passende Edelsteine

Das nachstehende Verzeichnis gibt eine Übersicht der anzuwendenden Steine bei entsprechenden Beschwerden.

Alpträume – Karneol, Bergkristall, Rutilquarz
Allergie – blauer Achat, Chrysokoll, Markasit, Zirkon
Anämie – Aquamarin, Koralle, Granat, Hämatit, Saphir
Ängste – Zitrin, Chrysokoll, Amethyst
Arthritis – Azurit, Granat
Arthrose – Bernstein, Tigerauge, Granat
Asthma – Amethyst, Aquamarin, Aventurin, Bernstein, Chrysoberyll, Katzenauge, Tigerauge, Malachit
Atemwege – Türkis
Auge (tränend) – Onyx, Achat
Augeninfektion – Malachit, Smaragd, Türkis
Augenleiden – Achat, Amethyst, Aquamarin, Bergkristall, Bernstein, Rhodochrosit, Rubin, Saphir
Ausschläge – Lapislazuli
Auszehrung – Mondstein

Bauchschmerzen – Chrysoberyll
Bauchspeicheldrüse – Amethyst, Onyx, Hyazinth
Beruhigung – Peridot
Blase – Jaspis, Jade, Koralle, Heliotrop, Zitrin
Blasensteine – Heliotrop
Blutdruck (aktivierend) – Rubin
Blutdruck (normalisierend) – grüner Turmalin, Smaragd
Blutdruck (senkend) – Saphir, Lapislazuli
Blutkrankheit – Amethyst
Blutreinigung – Amethyst, Jade, Magnetit
Blutsturz – Chrysopras
Blutung – Hämatit, Chrysopras, Bergkristall, Chalzedon, Saphir
Blutvergiftung – Karneol
Böser Blick – Türkis, Bernstein, Karneol, Katzenauge, Tigerauge, Falkenauge
Brandwunden – Amethyst

Bronchitis – Rutilquarz, Pyrit
Bruch – Magnetit

Darmentzündung – Peridot
Darmkrampf – Katzenauge
Delirium – Saphir indigo
Depressionen – Lapislazuli, Granat, Chalzedon, Zitrin, rosa Koralle
Diabetes – Zitrin, Heliotrop, Rosenquarz, Rhodochrosit
Diarrhoe – Bergkristall
Drüsen (geschwollene) – Aquamarin
Drüsen – Chrysopras, Bernstein, Aquamarin, Mondstein
Durchblutungsstorungen – Heliotrop, Kunzit
Eitern – Onyx
Erkältung – grüner Turmalin, Rutilquarz
Entbindung – Jade, Chrysopras, Heliotrop, Achat, Hyazinth
Entgiftung – Heliotrop, Kunzit
Entzündung – grüner Turmalin, Lapislazuli
Epilepsie – Achat, Jaspis, grüner Turmalin

Fallsucht – Turmalin
Farbenblindheit – Amethyst
Fehlgeburt (verhindern) – Rubin
Fieber – Achat, Bernstein, Karneol, Rubin
Fiebersenkend – Lapislazuli, Saphir, Chrysokoll

Galle – Jaspis, Bernstein, Sugilith
Gedächtnis – Smaragd
Gehör – Onyx
Geistige Störungen – Saphir indigo
Geruchssinn – Jaspis
Geschlechtstrieb (Stimulierung) – Granat
Geschlechtskrankheiten – Amethyst
Geschlechtsorgane (Erkrankungen) – Granat
Geschmacksinn (wecken) – Goldtopas
Gicht – Rubin
Grippe – Jade, Smaragd, grüner Turmalin

Haar – Onyx, Lapislazuli, Aventurin, Achat
Haarausfall – Hämatit
Hämorrhoiden – Heliotrop
Halsschmerzen – Aquamarin, Bernstein, Chalzedon
Harnsperre – Bernstein
Hautausschlag – Bergkristall, Rutilquarz, Aquamarin, Aventurin
Hautreinigend – Zitrin
Herz – Aventurin, Chrysopras, Granat, Achat, Onyx, Beryll,
Chrysolit, Malachit, Rubin, Saphir
Herzberuhigung – Rhodocrosit, Chrysokoll
Herzklopfen – Topas (blau)
Herzkräftigung – Goldtopas, Rubelith, Chrysopras, Türkis
Hormonelles Gleichgewicht – Peridot, Smaragd, Bernstein, Onyx,
Mondstein
Hormondrüsen – Bernstein
Hysterie – Amethyst

Infektionen – Bernstein, Karneol, Amethyst, Sardonyx

Jähzorn – Chalzedon, Saphir

Kalziummangel – Perle
Kehle – Aquamarin, Beryll, Lapislazuli, Saphir, Türkis
Keuchhusten – Koralle, Aquamarin
Kolik – Koralle
Konzentration – Azurit, Fluorit, Onyx, Tigerauge
Kopfschmerzen – Grünklarer Turmalin, Lapislazuli, Amethyst,
Mondstein, Aventurin, Fluorit, Smaragd
Kopfschmerzen (nervös) – Topas (blau)
Knochenbrüche – Magnetit
Krämpfe – Bergkristall, Karneol, Rubin
Krämpfe (Waden) – Hämatit
Krebsvorbeugung – Wassermelonenturmalin, grüner Turmalin
Kreislauf – Granat
Kropf – Bernstein

Leber – Amethyst, Topas, Jaspis, Beryll, Aquamarin, Bernstein, Sugilith, Heliotrop, Hyazinth
Lethargie – Koralle
Lungen – Türkis, Rhodonit, Rutilquarz, Zirkon
Lungenentzündung – Magnetit
Luftwege – Bernstein, Pyrit, Rutilquarz
Lymphreinigung – Mondstein, Sugilith

Magen – Amethyst, Beryll, Heliotrop, Jaspis, Aquamarin, Olivin, Smaragd
Malaria – Bernstein
Mandelentzündung – Bernstein
Mangelernährung – Koralle
Melancholie – Peridot, Saphir indigo, Rubin
Menstruationsbeschwerden – Rauchquarz, Saphir, Aquamarin, Malachit, Koralle, Lapislazuli, Chrysokoll
Migräne – Jade, Amethyst
Milz – Azurit, Heliotrop, Hyazinth, Malachit
Multiple Sklerose (MS) – Malachit
Mund – Beryll
Muttermilch (bildend) – Chalzdeon, weißer Serpentin, weißer Achat, Bergkristall

Nackenschmerzen – Aquamarin
Nasenbluten – Heliotrop
Nervenschmerzen – Aquamarin, Karneol, Lapislazuli, Magnetit
Nervensystem (ausgleichend) – Goldtopas, Turmalin, Fluorit, Aventurin, Chalzedon, Chrysokoll, Sodalith
Nervosität – Aquamarin, Rosenquarz, Turmalin, Topas, Saphir, Chalzedon, Olivin
Neuralgie – Jade, Amethyst, Aquamarin
Nieren – Bergkristall, Diamant, Feueropal, Heliotrop, Hyazinth, Jaspis, Tigerauge, Zitrin, Nephrit

Ohr – Onyx, Bernstein

Pankreas – Malachit
Parkinsonsche Krankheit – Fluorit, Malachit
Prostata – Achat

Reinigung – Peridot, Perle
Rheumatismus – Karneol, Malachit, Granat, Jade
Rückenschmerzen – Magnetit

Schlaflosigkeit – Amethyst, Topas, Hyazinth, Padparadscha,
Saphir, Jade, Rutilquarz, Rosenquarz, Zitrin
Schlaganfall – Lapislazuli
Schmerzen – Rubin, Sardonyx, Saphir, Amethyst, Bergkristall,
Lapislazuli, Rutilquarz, Malachit
Schilddrüse – Bergkristall, Chalzedon, Rutilquarz
Schwellungen – Lapislazuli
Schwindelanfälle – Bergkristall
Sehvermögen – Smaragd, Beryll, Amethyst, Achat, Koralle,
Aquamarin, Obsidian, Chrysolith, Malachit, Magnetit, Aventurin
Sinnesorgane (Heilung u. Kräftigung) – Saphir indigo
Sonnengeflecht (ausgleichend) – Goldtopas, Bernstein
Stiche – Lapislazuli
Stimmbänder – Chalzedon

Thymusdrüse – Diamant
Trunksucht – Amethyst, Achat

Verdauung – Karneol, Feueropal, Goldtopas, Bernstein, Peridot,
Chrysokoll, Jade
Verbrennungen – Chrysokoll, Rosenquarz, Rutilquarz, Bergkristall
Vergiftung – Malachit, Achat, Diamant, Hyazinth
Verletzungen – Karneol
Verstopfung – Peridot
Viruserkrankungen – Rubin, Sodalith, Chrysoberyll, Falkenauge,
Bernstein, Jade, Fluorit

Wassersucht – Amethyst, Lapislazuli
Wärmend – Topas
Wirbelsäule – Goldtopas, Zitrin
Wunde – Karneol

Zahnen – Bernstein
Zahnschmerzen – Malachit, Aquamarin
Zellbildung – Magnetit

Heilwirkung verschiedener Edelsteine in Stichworten

Achat – tränende Augen, Augenleiden, Entbindung, Epilepsie, Fieber, Haar, Herz, Prostata, Sehvermögen, Trunksucht, Vergiftung

Alexandrit – Aktivierung, Gedankenklärung

Amazonit – Blockadenlösung, Beruhigung, herzstärkend

Amethyst – Ängste, Augenleiden, Bauchspeicheldrüse, Blutkrankheit, Blutreinigung, Brandwunden, Farbenblindheit, Geschlechtskrankheiten, Hysterie, Infektionen, Keuchhusten, Kopfschmerzen, Leber, Magen, Migräne, Neuralgie, Schlaflosigkeit, Schmerzen, Sehvermögen, Trunksucht, Wassersucht

Aquamarin – Asthma, Augenleiden, Drüsen, Halsschmerzen, Hautausschlag, Kehle, Leber, Magen, Nackenschmerzen, Nervenschmerzen, Sehvermögen, Zahnschmerzen

Aventurin – Ekzeme, Haar, Hautausschlag, Herz, Nervensystem, Sehvermögen

Azurit – Konzentration, Milz

Bergkristall – Alpträume, Augenleiden, Blutungen, Diarrhoe, Hautausschlag, Infektionen, Krämpfe, Muttermilch bildend, Nieren, Schmerzen, Schilddrüse, Schwindelanfälle

Bernstein – Asthma, Augenleiden, Drüsen, Fieber, Galle, Halsschmerzen, Harnsperre, Hormondrüsen, Kropf, Leber, Luftwege, Malaria, Mandelentzündung, Ohr, Sonnengeflecht, Verdauung, Zahnen

Chalzedon – Blutungen, Depressionen, Halsschmerzen, Jähzorn, Muttermilch bildend, Nervensysten, Nervosität, Schilddrüse, Stimmbänder

Chrysoberyll – Asthma, Bauchschmerzen, Herz, Kehle, Leber, Magen, Mund, Sehvermögen

Chrysokoll – Ängste, fiebersenkend, Herzberuhigung, Menstruationsbeschwerden, Nerven, Verdauung, Verbrennungen

Chrysopras – Blutsturz, Blutungen, Drüsen, Entbindung, Herz

Diamant – Blase, Nieren, Thymusdrüse, Vergiftung

Dioptas – Herzbelebung, Streß

Falkenauge – erleichtert kritisches Denken und Selbsterkenntnis

Feueropal – Nieren, Verdauung

Fluorit – Konzentration, Nervensystem, Parkinsonsche Krankheit, Alzheimersche Krankheit, Geistesstörungen

Goldtopas – Depressionen, gleicht das Nervensystem aus, bei Schock nach Operationen

Granat – Anämie, Arthritis, Depressionen, Stimulierung des Geschlechtstriebs, Geschlechtsorgane, Herz, Kreislauf, Rheumatismus

Hämatit – Anämie, Blutungen, Geschwüre, Hautprobleme, Wadenkrämpfe

Heliotrop – Blase, Blasensteine, Durchblutungsstörungen, Entbindung, Entgiftung, Hämorrhoiden, Leber, Magen, Milz, Nasenbluten, Nieren

Hyazinth (Zirkon) – Bauchspeicheldrüse, Entbindung, Leber, Milz, Schlaflosigkeit, Vergiftung

Jade – Blase, Blutreinigung, Entbindung, Grippe, Migräne, Neuralgie, Rheumatismus, Schlaflosigkeit, Verdauung

Jaspis – Blase, Epilepsie, Galle, Geruchsinn, Leber, Magen, Nieren

Karneol – Alpträume, Blutvergiftung, Fieber, Infektionen, Krämpfe, Nervenschmerzen, Rheumatismus, Sexualprobleme, Verdauung, Verletzungen

Katzenauge – Asthma, Darmkrampf

Koralle, rosa – Depressionen

Koralle, rot – Anämie, Blase, Keuchhusten, Kolik, Lethargie, Mangelernährung, Menstruationsbeschwerden, Sehvermögen

Kunzit – Durchblutungsstörungen, Entgiftung, Verspannungen im Schulterbereich

Lapislazuli – Ausschläge, Blutdruck senkend, Depressionen, Entzündung, Fieber senkend, Haare, Kehle, Kopfschmerzen, Menstruationsbeschwerden, Nervenschmerzen, Schmerzen, Schwellungen, Stiche, Wassersucht

Magnetit – Blutreinigung, Knochenbrüche, Lungenentzündung, Nervenschmerzen, Sehvermögen

Malachit – Asthma, Augeninfektion, Herz, Menstruationsbeschwerden, Milz, Multiple Sklerose, Pankreas, Parkinsonsche Krankheit, Rheumatismus, Rückenschmerzen, Schmerzen, Sehvermögen, Vergiftung, Zahnschmerzen, Zellbildung

Mondstein – Auszehrung, Drüsen, hormonelles Gleichgewicht, Lymphreinigung

Nephrit – Nieren, Organreinigung

Olivin (Peridot) – Arthritis, Arthrose, Beruhigung, Darmentzündung, Herz, Magen, Melancholie, Nervosität, Reinigung, Sehvermögen, Verdauung, Verstopfung

Onyx – Tränende Augen, Bauchspeicheldrüse, Eiterung, Gehör, Haar, Herz, Ohr

Padparadscha (oranger Korund) – Schlaflosigkeit, Geisteskrankheiten

Perle – Ausscheidung, Kalziummangel, Reinigung

Pyrit – Bronchitis, Luftwege

Rauchquarz – Depressionen, Schizophrenie

Rhodochrosit – Augenleiden, Herzberuhigung

Rhodonit – Herz, Lunge

Rosenquarz – schenkt Freude und Frieden, Herzberuhigung, Legasthenie

Rubelith – Herzkräftigung

Rubin – Augenleiden, Blutdruck aktivierend, Fehlgeburt verhindernd, Fieber, Gicht, Herz, Krämpfe, Melancholie, Schmerzen, Viruserkrankungen

Rutilquarz – Alpträume, Bronchitis, Erkältung, Lunge, Luftwege, Schlaflosigkeit, Schmerzen, Schilddrüse

Saphir – Augen, Blutdruck senkend, Blutungen, Fieber senkend, Herz, Jähzorn, Kehle, Nervosität, Schlaflosigkeit, Schmerzen

Saphir, dunkelblau – Delirium, Geistesstörungen, Melancholie, Sinnesorgane

Sardonyx – Infektionen, Schmerzen

Schneeflockenobsidian – Sehvermögen

Smaragd – Augeninfektion, Blutdruck normalisierend, Gedächtnis, Grippe, Kopfschmerzen, Magen, Sehvermögen, Standfestigkeit

Sodalith – Nervenstärkend, Stoffwechsel

Sugilit – Galle, Leber, Lymphreinigung

Tigerauge – Asthma, Konzentration, Nieren

Tigereisen – Blutbildung, Leber, Niere

Topas, gelb (Goldtopas) – Geschmackssinn, Herzkräftigung, Leber, Nervensystem, Nervosität, Schlaflosigkeit, Sonnengeflecht, Verdauung, wärmend, Wirbelsäule

Topas, blau – Herzklopfen, nervöse Kopfschmerzen

Türkis – Atemwege, Augeninfektion, Herzkräftigung, Kehle, Lunge

Turmalin, grün – Blutdruck normalisierend, Erkältung, Entzündung, Epilepsie, Grippe, Kopfschmerzen, Krebsvorbeugung, Nervensystem, Nervosität

Turmalin, schwarz – Nervensystem, Nervosität, Schutz gegen negative Energien

Zirkon – Allergie, Lunge, Stoffwechsel

Zitrin – Ängste, Blase, Bauchspeicheldrüse, Diabetes, Depressionen, hautreinigend, Nieren, Schlaflosigkeit, Wirbelsäule

Teil III

Erfahrungen mit Edelsteinen

Um die Anwendungsmöglichkeiten und Wirkungen der Edelsteine, die in Teil II dargelegt wurden, besser zu veranschaulichen, schildern wir in diesem Abschnitt die Erlebnisse verschiedener Menschen mit den Steinen und Kristallen. Diese Berichte möchten wir Ihnen weitergeben, um Ihnen zu verdeutlichen, wie heilsam und intensiv die Wirkungen der Edelsteine sein können. Verstandesmäßig waren die Ereignisse für die Betroffenen manchmal schwer einzuordnen, obwohl sie die Schwingungen gefühlsmäßig deutlich empfanden. Vielfach stärkten diese Erlebnisse das Vertrauen in die bisher unbekannte Welt der Edelsteine und in die eigene Intuition. Allerdings soll an dieser Stelle gesagt werden, daß Edelsteine bei akuten oder andauernden Krankheitszuständen nicht den Weg zum Arzt ersetzen können.

Beispiele

Bei einer akuten Kieferentzündung legte eine Frau ihre wunderschöne Pyritscheibe auf den Schmerzpunkt und spürte bereits nach einer Weile Erleichterung. Nach einer zweiten Behandlung war sie schmerzfrei und aus dem Zahnfleisch löste sich Eiter.

Während einer Edelsteinbehandlung verschwanden nach einer kurzen Schmerzaufwallung bei einer 30jährigen Frau jahrelange, ununterbrochene Kopfschmerzen. Der Schmerz zog sich von der großen Zehe bis zum Scheitel und verschwand. Sie war glücklich über diese unfaßbare Erleichterung. Auf Dauer blieb sie von den Kopfschmerzen befreit.

Ein Türkis wurde als Schutzstein getragen. Bei einem schweren Unfall mit Totalschaden kam die Fahrerin kaum verletzt aus dem zertrümmerten Fahrzeug. Sie faßte unwillkürlich an ihren Hals.

Aber der Türkis blieb trotz intensiver Suche verschwunden. Er hatte seinen Dienst getan.

Dieses ist kein Einzelfall geblieben. Der Türkis mit seiner starken Schutzfunktion hat etlichen Menschen in Gefahrensituationen beigestanden. In einem anderen Fall z. B. verlor bei einem Beinaheunfall in der Schrecksekunde ein blaugrüner Türkis seine Farbe und verblaßte. Trotz langer Bemühungen konnte er sich nicht mehr erholen. Die Fahrerin kam ohne Schock davon.

Nach einer intensiven Eigenmassage mit einer Bergkristalldoppelspitze verschwand eine hartnäckige Verstopfung. Die fortgesetzte Anwendung des Kristalls verhalf der Frau zu einer geregelten Verdauung.

Die Doppelspitze (ein klarer Kristall mit einer Spitze an jedem Ende) aus Bergkristall hat zwei Pole, die unsere polare Welt widerspiegeln, z. B. »+« und »−«, yin und yang, männlich und weiblich usw. Sie vereint also zwei Gegensätze in sich und wirkt dadurch sehr ausgleichend auf Gegensätze.

Einer Frau stand die erneute Anberaumung eines seit zehn Jahren währenden Unterhaltsprozesses bevor. Die Fronten hatten sich so verhärtet, daß in all den Jahren kein Gespräch möglich war. Mann und erwachsene Kinder waren darauf bedacht, die Mutter zu ruinieren. Sie sah dem Prozeß ängstlich entgegen. Auf unser Anraten hielt sie während des Prozesses die Doppelspitze unentwegt in der Hand. Eine Spitze zeigte dabei zu ihr, die andere zur Gegenpartei. Der Kristall tat seine Wirkung. Die Parteien einigten sich nach kurzer Verhandlung. Es fand danach erstmalig eine freundliche Begrüßung statt. Die Kinder nahmen wieder Kontakt zu ihrer Mutter auf. Der geschiedene Ehemann bedankte sich für das ausgeglichene, faire Verhalten. Umgehend teilte sie uns diese freudige Nachricht mit.

Bei intensiven, chronischen Bauchschmerzen half ein kleiner, getrommelter Smaragd folgendermaßen:

Die Betroffene erwärmte den Smaragd in der Sonne und legte ihn dann auf den Bauchnabel. Nach einiger Zeit hatte sie das Empfinden, als würde spiralförmig etwas aus dem Leib gezogen. Die Behandlung brachte ihr große Erleichterung. Durch fortgesetzte Anwendung des Edelsteines besserten sich die Beschwerden wesentlich.

Viele Menschen leiden unter Ischiasbeschwerden, in verschiedenen Fällen wurden die Schmerzen gelindert, indem ein Karneol oder eine orangefarbene Achatscheibe stundenweise oder über Nacht auf den Schmerzbereich gelegt wurde.

Ein einjähriges Kind litt seit der Geburt unter Bewegungsstörungen. Selbst mit einem Jahr konnte es nicht sitzen oder aufrecht auf dem Arm gehalten werden. Diese Beschwerden wurden durch einen Gehirnbluterguß bei der Geburt ausgelöst. Neben einer Behandlung mit energetischen Massagen wurde dem Kind ein Zitrin nachts unter das Kopfkissen gelegt. Schon nach kurzer Zeit hatte sich der Zitrin vollkommen verändert, er war verbraucht. Der Stein hatte seine Farbe verloren und sah zerklüftet aus. Zur großen Überraschung der Eltern begann das Kind zu sprechen. Zur Unterstützung des Bewegungsapparates wurde ein grüner Turmalinstift mitgegeben.

Während einer Edelsteinbehandlung mit einem Amethyst hatte ein problembeladener Mann den Eindruck, als würde alle Negativität durch seine Schädeldecke herausgezogen. Danach fühlte er sich befreit und erleichtert.

Ein heller Zitrin, an einer Kette getragen, hob die Stimmung dermaßen, daß die Trägerin ihre Umwelt mit ihrer sonnigen Laune beeindruckte und ihre Mitmenschen sie als strahlend empfanden.

Ein anderer Zitrin, als Ring gefaßt und ständig getragen, vermittelte mehr Lebenslust und besserte Depressionen.

Bei einer Edelsteinmeditation erstrahlte vor dem geistigen Auge eines jungen Mannes ein blauer Saphir. Scheinbar zufällig wurde ihm dieser Stein in den nächsten Tagen angeboten. Er ließ einen Ring anfertigen, den er ständig trug. Schon nach kurzer Zeit änderte sich seine Einstellung zum Beruf, er wurde aufgeschlossener, seine Blockaden lösten sich.

Die allergischen Hautreaktionen eines Kindes besserten sich merklich durch das Tragen einer Aquamarinkette. Die schuppige Rötung des Gesichtes verschwand.

Nach zwei Edelsteinbehandlungen erkannte ein junges Mädchen die Ursachen ihres Gesichtsausschlages, der bisher stets als nervös abgetan worden war. Sie änderte ihre Gedankenmuster und nahm nach kurzer Zeit ihr abgebrochenes Studium wieder auf.

Eine harmonisierende Edelsteinkette, die auf die Trägerin abgestimmt war, wurde rund um die Uhr getragen. Die Frau hatte zwei Knoten in der Schilddrüse, die operiert werden sollten. Noch vor dem Operationstermin waren die Knoten verschwunden. Einige Steine in der Kette hatten sich danach stark verändert. Die Edelsteinkette wurde erneuert.

Durch drei Edelsteinbehandlungen wurde eine junge Frau von ihrer Höhen- und Geschwindigkeitsangst kuriert, die sie ihr ganzes Leben belastet und behindert hatte.

Literaturverzeichnis

Edelsteine

Bonewitz, Ra »Der Kosmos der Kristalle«, München 1987
Braunger, G. + R. »Die Astrologie der edlen Steine«, München 1988
Brusius, Hedy »Die Magie der Edelsteine«, Genf 1987
Burka, Christa Faye »Kristallenergien«, München 1987
Chocron, Daya Sarai »Heilendes Herz«, Grafing 1988
Chocron, Daya Sarai »Heilen mit Edelsteinen«, München 1987
Crow, William B. »Die Magie der Edelsteine«, Basel 1986
Deaver, Korra »Die Geheimnisse des Bergkristalls«, Haldenwang, 1987
Els, Gustav »Handlexikon Schmucksteine, Edelmetalle, Perlen«, Frankfurt a. M. 1973
Friess, Gerda »Edelsteine im Mittelalter«, Hildesheim 1980
Golowin, Sergius »Edelsteine – Kristallpforten zur Seele«, Freiburg 1986
Dr. Hertzka, Dr. Strehlow »Die Edelsteinmedizin der hl. Hildegard«, Freiburg 1987
Hochleitner, Rupert »Edelsteine Kompaß«, München 1986
Hochleitner, Rupert »Mineralien und Kristalle«, München 1986
Hofmann, Antje + Helmut G. »Die Botschaft der Edelsteine«, München 1988
Johari, Harish »Die sanfte Kraft der edlen Steine«, Durach 1987
Klinger-Raatz, Ursula »Die Geheimnisse edler Steine«, Haldenwang 1986
Klinger-Raatz, Ursula »Engel und Edelsteine«, Durach-Becken 1988
Merrifield, Heyoehkah »Magische Kunst«, München 1986
Metz, Dr. R. »Antlitz edler Steine«, Stuttgart 1964
Müller, Rainer A. »Edelsteinmedizin im Mittelalter«, München 1984
Raphaell, Katrina »Heilen mit Kristallen«, München 1988
Raphaell, Katrina »Wissende Kristalle«, Interlaken 1986
Richardson, W. + J. »Die geistigen Heilkräfte der Edelsteine«, Grafing 1987
Silbey, Uma »Heilkraft der Kristalle«, München 1988
»Steine und Mineralien«, Stuttgart und Zürich 1974
Sun Bear & Wabun »Das Medizinrad – Eine Astrologie der Erde«, München 1987
Uyldert, Mellie »Verborgene Kräfte der Edelsteine«, München 1986

Metalle

Mees, L. F. C. »Lebende Metalle«, Stuttgart 1983
Huibers, Jaap »Gesund sein mit Metallen, Alternativ heilen – Neue Mittel und Wege«, Freiburg 1979
Pelikan, Wilhelm »Sieben Metalle. Vom Wirken des Metallwesens in Kosmos, Erde und Mensch«. Dornach 1981
Uyldert, Mellie »Verborgene Kräfte der Metalle«, München 1984

Farbtherapie

Langsdorff, Dr. med. Georg von »Die Licht- und Farbgesetze und deren therapeutische Anwendung«, Niedernhausen 1979
Schiegl, Heinz »Colortherapie. Heilung durch Farbenkraft. Wirksame Selbstbehandlung bei vielen Beschwerden«, Freiburg 1979

Geistheilung und Hintergrundmaterial

Detlefsen, Thorwald »Krankheit als Weg«, München 1986
Detlefsen, Thorwald »Schicksal als Chance«, München, 1985
Sherwood, Keith »Die Kunst spirituellen Heilens«, Freiburg 1985
Stangl, Anton »Heilen aus geistiger Kraft«, Düsseldorf 1984
Stangl, Anton »Pendeln«, Düsseldorf 1987
Stangl, Marie Luise »Die Welt der Chakren. Praktische Übungen zur Seins-Erfahrung«, Düsseldorf 1986

Gesundheit und Kosmetik

Allgeier, Kurt »Die geheimen Rezepte schöner Frauen«, München 1986
Faber, Stephanie »Das neue Rezeptbuch der Naturkosmetik«, München 1983
Lad, Vasant »Das Ayurweda Heilbuch«, Haldenwang 1986
Reilly/Brod »Das große Edgar-Cayce-Gesundheits-Buch«, Freiburg 1977